ÉTUDE CHIMIQUE ET MÉDICALE

DES

EAUX SULFUREUSES D'AX

(ARIÉGE).

ÉTUDE CHIMIQUE ET MÉDICALE

DES

EAUX SULFUREUSES

D'AX (ARIÉGE)

PRÉCÉDÉE D'UNE NOTICE HISTORIQUE SUR CETTE VILLE

ET SUIVIE

DE L'ANALYSE DES SOURCES SULFUREUSES CHAUDES DE MÉRENS,

Et de celle de la source sulfureuse froide Timbal ou de Saliens

PAR FÉLIX GARRIGOU

DE TARASCON (ARIÉGE)

DOCTEUR EN MÉDECINE DE LA FACULTÉ DE PARIS.

Les données fournies par la chimie ne peuvent pas être inutiles au médecin quand elles sont complètes et exactes.

FILHOL (*Eaux minérales des Pyrénées*).

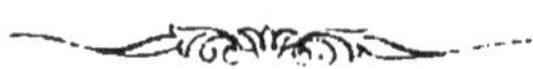

PARIS
J.-B. BAILLÈRE, LIBRAIRE,
Rue Hautefeuille, 19.

TOULOUSE
DELBOY, LIBRAIRE,
Rue de la Pomme.

1862

A Monsieur le Professeur Filhol.

Cher & Honoré Maître,

Votre bonté toute paternelle & votre savoir se sont donnés la main, pour guider mes premiers pas dans une science où vous occupez un rang si élevé. Permettez-moi de vous remercier ici, d'une manière publique, des bontés & des soins que vous m'avez prodigués.

Daignez agréer la dédicace de mon premier travail sur les Eaux minérales, comme une marque bien faible de la reconnaissance & de la sincère affection

De votre élève & bien dévoué ami,

F. Garrigou, d. m. p.

Toulouse, le 27 mai 1862.

PRÉFACE.

Entreprenant l'étude chimique et médicale de toutes les stations thermales, et des sources minérales importantes de mon département, j'ai cru qu'il était nécessaire, et même indispensable, de commencer mes recherches par l'analyse détaillée des eaux sulfureuses d'Ax. Ces sources, à peu près les plus chaudes de la chaîne des Pyrénées, se rapprochent beaucoup des eaux de Luchon, et pourraient, d'après M. le Professeur Filhol, composer avec celles-ci, un genre à part d'eaux sulfureuses.

Comme les eaux de Luchon, les eaux d'Ax contiennent une certaine quantité d'acide sulfhydrique libre, comme elles, elles subissent le phénomène du blanchiment, et ce sont les deux seules, dans lesquelles, le savant chimiste, ait vu la production de ce phénomène. Toutes deux ont une température fort élevée; celles d'Ax sont cependant plus chaudes, en même temps qu'elles sont moins riches en sulfure. Toutes deux guérissent à peu près les mêmes maladies, mais la statistique clinique, celle surtout de ces dernières années, indique une plus grande puissance d'action dans les eaux d'Ax, sur les rhumatismes, la scrofule et les maladies dartreuses.

A ces titres, il était juste de s'occuper en première ligne des eaux d'Ax, d'essayer de les faire sortir d'un oubli et d'un délaissement malheureux, et de faire connaître au monde médical une station sulfureuse digne de toute sa confiance.

Bien d'autres avant moi auraient pu entreprendre la tâche que je me suis imposée, et l'auraient à coup sûr mieux remplie. Que ne l'ont-ils fait! Ax serait aujourd'hui l'égale de Luchon, plus d'un malade aurait retrouvé la santé, qu'il n'a peut-être pas obtenue ailleurs, et des richesses inconnues auraient été mises au jour. D'intelligents et zélés inspecteurs, depuis l'époque où Pilhes en commença la série, se sont succédés à Ax. L'un d'eux, dont le nom seul avait suffi pour faire luire un instant cette station du plus vif éclat, n'a malheureusement fait que passer. C'était cependant à M. Rigal, de Gaillac, qu'aurait dû, de droit, revenir l'honneur d'une grande monographie sur les eaux dont il fut l'inspecteur et le protecteur. Quoiqu'il n'ait encore rien écrit sur la station dont je m'occupe, espérons que quelque jour notre savant confrère voudra bien faire connaître les nombreuses observations qu'il a dû recueillir pendant son séjour à Ax, observations qui compléteront le travail déjà si consciencieux de Rolland et de Gaspard Astrié.

Si avant 1862 quelques sources d'Ax avaient été analysées à trois reprises différentes par Pilhes, Dispan et Magnes-Lahens, tout n'était pas encore fait, les analyses péchaient sur certains points, d'autres travaux étaient nécessaires. Ce n'est que poussé par un homme, dont le nom fait autorité en pareille matière, par M. le Professeur Filhol, que j'ai voulu reprendre les travaux de mes prédécesseurs et essayer de faire quelque chose de plus. C'est seulement sous les auspices du maître et de l'ami que je viens de citer, que je me suis décidé à entreprendre l'ouvrage que je livre aujourd'hui au public.

Ce travail est divisé en trois parties bien distinctes : d'abord une introduction, comprenant l'histoire de la ville d'Ax; puis une partie chimique, contenant les résultats de toutes mes analyses exécutées à Ax, où j'ai passé près de quatre mois, soit pendant l'hiver, soit pendant l'été, pour faire ne nombreux essais, résumés dans une longue série de tableaux; une troisième partie est consacrée à l'étude physiologique et thérapeutique des eaux d'Ax. Je touche, dans ces deux dernières portions de mon ouvrage, à quelques questions générales de chimie et de thérapeutique.

Mon père, M. Adolphe Garrigou, dont les *Etudes historiques sur le pays de Foix* ont été couronnées à l'Institut de France et à l'Académie des sciences de Toulouse, m'a fourni de précieux renseignements sur l'histoire de la ville d'Ax. M. Boileau, secrétaire de la mairie d'Ax, a eu aussi la bonté de me donner d'importantes notes sur le même sujet. Je les en remercie tous les deux. J'espère que la réunion de tous les documents ainsi recueillis aura éclairé l'histoire de la localité, à l'étude de laquelle je me suis attaché, et dont l'origine n'avait jamais encore été recherchée.

Dans l'étude chimique des eaux d'Ax, j'ai cru devoir aborder l'examen de quelques points admis comme vrais dans la science, et qui m'ont semblé loin d'être démontrés. La non-existence des eaux sulfhydriquées simples forme un assez long article dans le chapitre qui a rapport à la classification des eaux d'Ax. La confirmation de certains faits importants avancés pour la première fois par M. le Professeur Filhol, tels que le plus grand abaissement dans le degré sulfhydrométrique des sources sulfureuses pendant les saisons les plus sèches, les variations dans la température, etc., ont pu être parfaitement vérifiés par mes expériences. Un fait des plus importants et qui jusqu'ici n'avait pas été trouvé dans les eaux sulfureuses des Pyrénées, c'est l'augmentation inattendue dans la sulfuration de certaines sources après être restées embouteillées pendant six mois. L'une d'elles, le N° 4 du Couloubret, qui marquait 4 degrés au sulfhydromètre au moment de l'embouteillage, en a marqué 61 après six mois.

On peut comprendre toute l'importance d'un

tel fait pour l'avenir des eaux d'Ax. Il sera désormais permis de boire, loin des stations sulfureuses, des eaux naturelles aussi riches et même plus riches en sulfure qu'à la source même.

Dans la partie médicale, de nombreuses observations m'ont permis de montrer la grande efficacité des eaux dans trois maladies surtout : les dartres, les rhumatismes et la scrofule.

Tel est le résumé des questions traitées dans les pages qui vont suivre. Puisse ce travail être utile à mes confrères, qui, ne connaissant pas encore la station dont je viens leur parler, pourront y trouver quelques renseignements utiles. Puissé-je aussi par le soin et la conscience que j'ai mis à relater les faits, trouver grâce, auprès de ceux qui, par leur expérience, ont déjà pu apprécier la valeur des eaux que je vais étudier, pour les erreurs bien involontaires que j'aurais pu commettre dans mon ouvrage, et que je serai toujours prêt à reconnaître lorsqu'elles me seront signalées.

Qu'il me soit permis avant de terminer ces quelques lignes, d'adresser ici des remerciements particuliers à M. Rivière Tardieu, maire de la ville d'Ax ; à son adjoint, M. Boyer ; à M. Rivière

Bouillé, gérant des établissements du Teich et du Couloubret ; à M. Sicre, propriétaire des bains du Breilh ; à M. le docteur Sicre, ainsi qu'à M. Marcailhou, pharmacien, pour l'empressement qu'ils ont mis à faciliter mes recherches sur les sources sulfureuses. Je prie aussi M. Boyer fils d'accepter l'expression de ma reconnaissance pour les soins intelligents qu'il a bien voulu me prêter pendant mon long séjour à Ax. Je n'oublirai pas non plus Messieurs les employés des établissements thermaux, qui, plus d'une fois, ont doublé leur travail pour m'aider dans mes expériences.

NOTA. — Le serpentin du Bain Viguerie que j'ai attribué, d'après ce qui m'avait été dit, au docteur Viguerie, de Toulouse, a été établi sur les conseils du docteur Ourgaud, de Pamiers, médecin-inspecteur des Eaux d'Ussat. C'est ce que prouve une note de la brochure sur les Eaux d'Ussat, faite par ce médecin distingué.

L'établissement portant le nom de Bain Filhol est le Bain fort nouveau (Couloubret).

NOTICE HISTORIQUE

SUR

LA VILLE D'AX

I

Le bassin de l'Ariége à l'époque romaine.

L'ancienne orthographe du nom de la localité dont j'écris l'histoire, Aqcs, aujourd'hui Ax, témoigne de son origne latine *aquæ*, et nous autorise à dire que ce nom caractéristique lui fut donné à cause des sources nombreuses, thermales ou autres, qui naissent dans son périmètre.

Avant que les Romains se fussent emparés de la partie méridionale des Gaules où cette ville est située, le bassin de l'Ariége et celui du Salat qui s'ouvrent, le premier au sud et à quelques kilomètres de la ville d'Ax, le second au sud-est de l'ancienne cité des *Consorani,* aujourd'hui Saint-Lizier, étaient enclavés entre les Sordes, Serdagne actuelle, au sud-est, les peuplades Ibériennes du versant méridional des Pyrénées au sud, la tribu aquitanique des *Garumni* à l'ouest, et enfin les Volces Tectosages au nord.

Ces deux bassins réunis présentent une espace assez vaste, qui évidemment avant la conquête romaine dût être habité par une tribu de quelque importance, puisqu'on voit à cette même époque, vers cette partie des Gaules, des territoires bien plus rétrécis avoir leur nom géographique et leur individualité nationale. Ainsi les *Ausci,* ceux d'Auch, les *Elusates,* ceux d'Eause, les *Vocates,* ceux de Basas n'avaient pas, tant s'en faut, un territoire aussi étendu que celui renfermé dans les bassins réunis de l'Ariége et du Salat; et pourtant chacune de ces tribus Aquitaniques avait son nom propre, tandis qu'à suivre quelques modernes dans leurs déductions, les habitants de ces deux bassins, aujourd'hui Ariégeois, n'auraient eu avant César ni nom, ni individualité comme tribu.

Il n'est pas hors de propos, puisque nous rattachons l'origine d'Ax à l'époque romaine, de rechercher à quelle famille, à quelle nationalité appartenaient les hommes qui habitaient alors la contrée, et si en effet, l'histoire ne leur a pas assigné un nom dans le passé. Résumons les diverses opinions qui, à cet égard, ont été mises en avant.

Quelques-uns de nos contemporains ne voient là, avant les Romains, que des Volces Tectosages ou des Celtes de la première migration. Ils affirment, et quelques-uns d'entr'eux sur un ton tranchant qui ne permet pas de controverse, que puisque César borne l'Aquitaine au cours de la Garonne, tout le pays situé sur la rive droite de ce fleuve n'était pas Aquitain. Si on leur objecte que d'après les géographes anciens une partie de cette rive droite est restée toujours Aquitanique, ils se borneront à affirmer, sans prendre le soin d'en fournir la preuve, qu'antérieurement à Auguste elle ne l'était point. A leur sens donc, les anciens habitants du pays où nous voyons Ax de nos jours auraient été Volces ou Celtes et nullement Aquitains.

Nous ne saurions, quant à nous, accepter ce fait qui nous paraît en complète désharmonie avec ce qu'ont écrit César et Strabon d'une part, et de l'autre les critiques les plus consciencieux de notre époque.

En effet, ces derniers répondent à ceux qui n'ont vu d'Aquitains que sur la rive gauche de la Garonne, que César sépare en effet l'Aquitaine de la Celtique par la Garonne; mais que la Celtique s'étendant au nord de Toulouse, ce fleuve a servi de limite à ces deux nationalités Gauloises de Toulouse à Bordeaux, et non de sa source à Toulouse. Ils ajoutent, s'appuyant sur Strabon, qu'il faut porter la limite orientale de l'Aquitaine bien à l'est des sources de la Garonne et jusqu'aux rameaux montueux qui unissent les Pyrénées aux Cévennes : qu'il y avait des vallées aquitaniques bien au-delà de la rive droite de l'Ariége et même de Lers, puisque sous Charlemagne encore, d'après les actes les plus authentiques, le pays au sud de Carcassonne, aujourd'hui le *Val d'Agne* se nommait la vallée d'Aquitaine. Enfin ils démontrent mathématiquement qu'il faut comprendre dans l'Aquitaine d'avant César, tout le pays à l'est des sources de la Garonne ; et que si vers ce point César n'a pas donné la limite de cette province, c'est que ce territoire était alors le théâtre de la guerre et que les bornes de la province romaine, encore ambiantes au couchant, étant le sujet d'une lutte constante, César n'avait à cet égard pu rien préciser.

A ces motifs si concluants des critiques que nous invoquons, nous allons en ajouter d'autres non moins décisifs, qui aideront le lecteur à résoudre une des questions les plus intéressantes de notre Épopée Ariégeoise.

On sait, à n'en pouvoir douter, que soixante-quinze ans avant l'ère chrétienne, le proconsul L. Manilius voulant passer de Narbonne en Espagne, sur les bords de la Sègre où il était attendu par Metellus, eut à combattre les Aquitains : que ceux-ci mirent son armée en déroute, et que son lieutenant Préconius fut tué dans cette rencontre. Il faut de ce fait conclure qu'entre Narbonne et la Sègre il y avait donc des tribus Aquitaniques interposées. Difficilement du moins on comprendrait que ce proconsul, au lieu de suivre une voie directe par des passages assez faciles, eut voulu aller rejoindre la Sègre en faisant un grand contour par Toulouse d'abord, et puis par le pays à la gauche de la Garonne vers la source de ce fleuve. Si Manilius a suivi à peu près la ligne droite pour aboutir à la Sègre, il a traversé ou le Carcassez ou les vallées Ariégeoises, et puisqu'il rencontre des Aquitains sur la route, ainsi que tous les historiens s'accordent à le reconnaître, on ne pourra s'empêcher d'admettre que l'Aquitaine n'était pas à l'est bornée par la rive gauche de la Garonne. La zone de Narbonne à la Sègre était conséquemment Aquitanique, et César tout à l'heure va nous donner le nom de la tribu qui, sur cette ligne, a mis en déroute l'armée de Manilius.

Si au lieu de suivre cette ligne naturelle, Manilius a décrit un grand détour pour aller rejoindre la Sègre par la rive gauche de la Garonne, dernière limite des Aquitains d'après ceux dont nous repoussons le système, il aura été sans doute aux prises avec l'élément Aquitanique. Mais quelles sont les tribus Aquitaniques qu'il aura eues à combattre? les *Ausci* ou les *Garumni*? Or, César nous apprend formellement que ce ne sont ni les *Ausci* ni les *Garumni* qui ont défait Manilius, mais bien les *Sotiates*,

D'où on est amené à dire ou que ces *Sotiates* habitaient un des points géographiques échelonnés le long des sources de la Garonne, ce que personne jusqu'ici n'a soutenu ; ou bien, ce qui paraît plus logique, que ces Sotiates occupaient la zone directe de Narbonne à la Sègre, c'est-à-dire, ou le Val d'Agne actuel, au sud de Carcassonne, ou l'un des bassins Ariégeois.

On a bien osé prétendre que les Sotiates habitaient le pays entre les Elusates et les Vocates, ceux d'Eause et de Basas ; mais cette opinion tombe invinciblement devant les termes si formels de César qui fait les Sotiates limitrophes du territoire de Toulouse, de Narbonne et de Carcassonne. Comprendrait-on d'ailleurs que Manilius voulant aller de Narbonne à la Sègre eût été chercher les Aquitains du côté de Basas à travers des contrées où n'avaient pas encore paru en soixante-quinze avant notre ère, les aigles romaines. Est-ce que jamais d'ailleurs les Elusates ou les Vocates ont été limitrophes, *finitimæ* du territoire de Toulouse, de Carcassonne et de Narbonne ?

Manilius ne put être défait, avons nous dit, que par les Aquitains échelonnés dans le Val d'Agne *vallis aquitanensis* des environs de l'*Atax,* l'Aude, ou par ceux des bassins ariégeois. Le Val d'Agne ne présente aucun passage à une armée pour se rendre en Espagne ; le bassin de l'Ariége au contraire en a deux principaux, le col de Puymorins ou le port de Siguer.

Si la description que César nous a laissée du pays où Manilius fut défait, s'accorde avec la situation graphique du bassin de l'Ariége ; si nous retrouvons dans certaines particularités citées par César des faits notoires, propres exclusivement au sol, à l'industrie Ariégeoise, à ses produits, à notre avis le problème que nous nous sommes proposé se trouve résolu.

César dit que le pays où eut lieu la défaite de Manilius touche aux villes de Toulouse, Carcassonne et Narbonne *finitimæ his regionibus*. Or, le bassin de l'Ariége avec son apendice le bassin de *Lers,* touche au Carcasses et à Toulouse. César vante la cavalerie de ces contrées, *equitatuque quo plurimum valebant.* Les chevaux Ariégeois sont encore de nos jours fort prisés. Une rencontre de gens à cheval a lieu, mais les indigènes fuient jusqu'au sein d'une gorge où leur infanterie est placée en embuscade : ce qui suppose une plaine d'abord et puis une étroite vallée. Or, que l'on passe de la plaine de Varilles au pas de la Barre, et le tableau présenté par César devient une réalité. Les gens de cette contrée, poursuit-il, sont habiles dans l'art des mines, car leur pays est sillonné d'exploitations métallurgiques. La vieille réputation des mines du Comté de Foix reçoit ici une première et éclatante consécration. En effet, nulle contrée dans le Midi n'est plus riche en métaux, fer, plomb argentifère, cuivre; et qu'on ne dise pas que c'est dans les temps modernes que ces richesses minérales ont été découvertes, des médailles romaines trouvées au fond des cavités creusées pour en extraire les minéraux témoignent de l'ancienneté de ces exploitations. Qu'on ne dise pas non plus, comme le fait un moderne, que l'Ariége ne possède pas des mines de cuivre; car Dietrich qui a exploré les travaux de mines de l'Ariége, y a signalé un grand nombre de gisements cuivreux exploités dans la plus haute antiquité.

Ainsi, tout ce que dit César au sujet du pays des Sotiates se trouve d'accord avec ce que nous connaissons du bassin Ariégeois; et puisqu'il reste démontré que ceux qui arrêtèrent Manilius étaient les Sotiates, ceci ressort du texte des Commentaires, on ne peut placer cette tribu Aquitanique ni au nord-ouest, ni à l'ouest de Toulouse; alors que dans cette expédition Manilius venait de Narbonne vers la Sègre ainsi que l'ont rapporté Plutarque, Tite-Live et Paul Orose. Et remarquons que la Sègre touche pour ainsi dire au bassin d'Ax, dont il n'est séparé que par le col de Puymorins.

Se basant sur la ressemblance du nom, on a cherché à faire prévaloir l'opinion que les *Sotiates* de César habitaient *Sos*, situé entre Eause et Basas au nord-ouest, et à trois cents kilomètres de Narbonne. Il suffit de rapprocher le texte de César de celui de ces derniers historiens pour rester convaincu que ceux qui ont voulu faire accepter cette opinion ont commis une erreur manifeste et insoutenable. Est-ce le terme géographique *Sos* qui les a déterminés? mais ils auraient dû remarquer qu'au sein de ce même pays de Foix où nous disons qu'ont existé les Sotiates, il y a aussi l'antique *Vicus Sotiatium*, Vic-de-Sos aujourd'hui, qui devrait être à leurs yeux un monument romain bien autrement déterminant. Il n'est pas moins fâcheux au point de vue scientifique de voir l'erreur que ceux que nous combattons ont propagée, reproduite par nos historiens modernes. Ceux-ci préoccupés de questions générales ne se sont pas attachés à étudier les questions secondaires, et se sont bornés à reproduire ce qu'ils avaient lu dans les monographies méridionales. L'historien du bassin Ariégeois serait impardonnable de ne pas élucider cette question qui, pour le peuple de ces contrées, est capitale. C'est donc un devoir que nous remplissons en relevant une erreur qui nous paraît manifeste dans les écrits de nos devanciers.

La campagne de soixante-quinze ans avant notre ère ne fut pas la seule qui illustra les valeureux Sotiates. Vers l'an cinquante-trois, César donne ordre à Crassus de pénétrer dans cette Aquitaine qui durant vingt-deux ans avait

paralysé l'entreprise des Romains. Ceux-ci en effet n'avaient pas avancé d'un pas durant ce laps de temps vers les Pyrénées. Laissons ici parler César dans ses *Commentaires :*
« Crassus comprit qu'en portant la guerre dans ces mêmes « contrées où Valérius Préconius après avoir vu son armée « mise en déroute était tombé lui-même sur le champ de « bataille, et d'où le proconsul Manilius avait été chassé « après y avoir perdu ses bagages, comprit, dis-je, qu'il « ne pouvait déployer trop d'activité ni prendre trop de « précautions. Ainsi il pourvoit son armée de vivres; il « dispose en bon ordre ses troupes et sa cavalerie, et « après avoir appelé en outre à son aide les nombreux et « vaillants guerriers de Toulouse, de Carcassonne et de « Narbonne, villes qui faisaient partie de la province « romaine et qui étaient *limitrophes de ces contrées*, il fit « entrer directement son armée sur la frontière des « Sotiates.

« A la nouvelle de cette invasion ceux-ci réunissent des « troupes nombreuses, et mettent sur pied leur cavalerie « qui était leur force principale...

« Les Romains sont arrêtés dans leur marche et un « premier combat de gens à cheval s'engage. Les cavaliers « Sotiates perdent du terrain et fuient. Les Romains les « poursuivent jusqu'au sein d'une gorge où l'infanterie « ennemie cachée en embuscade sort tout à coup de ses

« retranchements, et recommençant le combat met le « désordre dans les rangs des agresseurs.

« La lutte fut opiniâtre et de longue durée. Les *Sotiates* « forts de leurs précédentes victoires, voyaient dans leur « résistance le salut de toute l'Aquitaine. Les Romains « tenaient à montrer de leur côté ce qu'ils savaient faire « sous la conduite d'un jeune chef, en l'absence de leur « général, et bien que leurs légions fussent incomplètes. « A la fin accablés de blessures, les Sotiates battent en « retraite. Un grand nombre d'entr'eux reste sur le champ « de bataille, et Crassus poursuivant sa marche vient « commencer le siége de leur ville. La vive résistance « des assiégés l'oblige à fortifier son camp et à se servir « de mantelets. Tantôt les Sotiates font de fréquentes « sorties; tantôt ils pratiquent des mines sous les tranchées « des assiégeants, car ces Aquitains sont dès longtemps « habiles à ces sortes d'ouvrages, leur pays étant sillonné « *d'exploitations métallurgiques*. Comprenant enfin que « leurs efforts sont vains et que l'active surveillance des « Romains doit finir par déjouer leurs plans, ils députent « vers Crassus et le conjurent d'accueillir leur soumission. « Celui-ci exige pour condition qu'ils rendront leurs « armes.

« Pendant qu'on était occupé à l'exécution de ce traité, « de l'autre côté de la place, Adcantuan qui était le chef

« de la tribu sortit tout à coup à la tête de six cents hom« mes d'armes attachés à sa personne, de ceux à qui les « Sotiates donnaient le nom de Solduriers. Telle était la « condition de ces braves qu'ils jouissaient, de tous les « biens de la vie avec ceux auxquels ils s'étaient dévoués. « Si leur chef périssait dans les combats, ils n'hésitaient « pas à partager son sort ou à se tuer eux-mêmes; et de « mémoire d'homme il n'était jamais arrivé qu'aucun de « ceux qui s'étaient unis par les liens de l'amitié à la for« tune du chef des Solduriers eût survécu à ce chef mort « sur le champ de bataille.

« Adcantuan fit donc une sortie de l'autre côté de la « place avec ses six cents compagnons. Un cri général « d'alerte fut poussé sur ce point. Les Romains coururent « aux armes; le combat fut des plus meurtriers. Adcan« tuan refoulé dans la ville demanda à Crassus une capi« tulation en tout semblable à la première.

« Les armes des Sotiates furent remises aux Romains « qui exigèrent aussi des otages. Puis Crassus partit pour « la frontière des Vocates et des Tarusates. Alors les bar« bares vivement effrayés en apprenant qu'en quelques « jours une *place également défendue par la nature et par* « *la main de l'homme* (Foix, *Fouïch* ou *Houïch* ne se « trouve-t-il pas clairement dépeint par ce peu de mots?) « était tombée au pouvoir des Romains, s'envoient mutuel-

« lement des députés et rassemblent des troupes. Ils députent aussi vers les Etats de l'Espagne citérieure limitrophes de l'Aquitaine, pour qu'on leur envoie des secours et des chefs. Aidés par ces auxiliaires ils unissent leurs efforts pour soutenir la guerre. Ils choisissent pour les commander ceux qui avaient fait toutes les campagnes de Sertorius et qui étaient habiles dans l'art militaire. »

A la suite, César donne le détail de la lutte que les Aquitains soutiennent ensemble contre Crassus, lutte malheureuse où ces derniers succombent. Mais il n'est plus question dans les *Commentaires* de ces Sotiates qui ont combattu les premiers ; et tout doit nous faire présumer que si cette tribu n'a pas été complètement anéantie ou dispersée, son territoire a été démembré, soit par César, soit par Auguste et réduit en infimes fractions.

En effet, le même pays était dans les premiers siècles de l'ère chrétienne compris en partie dans la Narbonnaise, en partie dans l'Aquitaine. Le premier de ces tronçons sous le nom de *Taruskonienses*, ceux de Tarascon, a été détaché de l'Aquitaine : l'autre sous le nom latin de *Consorani* en fait toujours partie et s'étend, paraît-il, jusqu'à la partie méridionale du bassin Ariégeois vers Ax, où il est toujours limité par les Sordes, la Serdagne. Quelques commentateurs trouvant là des *Consuarani* dépendants de la Narbonnaise ont voulu les différencier des *Consorani* Aquitains ; mais pesant de toute son autorité dans la discussion de ce fait, Danville a démontré que les *Consuarani* et les *Consorani* n'ont jamais formé qu'une tribu dont le territoire s'étendait, à travers les *Taruskonienses*, de l'embouchure du Salat à la haute Ariége.

Quant au nom des Sotiates nous devons remarquer qu'il n'est pas, après Auguste, complètement effacé de la géographie gallo-romaine. Nous le retrouvons dans Pline parmi les tribus fractionnées de l'Aquitaine. Mais, cet écrivain a omis de nous donner la situation géographique de cette tribu. Il y a mieux, certains de ses manuscrits portent le nom de *Sontiates* et non celui de *Sotiates ;* de sorte, qu'il serait impossible de dire aujourd'hui si Pline a voulu appliquer ce nom *au Sos* voisin de Basas, à *Sostomagus,* entre Toulouse et Carcassonne, au *Sos vicus sotiatium* du pays de Foix Vic-de-Sos, ou bien encore au château de *Son* près de Quérigut, toujours dans l'Ariége, château qui commandait dans le passé à tout l'ancien pays de *Saux.*

C'est sans doute à la suite de la conquête que là où existait jadis un clan pastoral dépendant des Sotiates, s'établit une cité romaine sous le nom d'*Aquæ.* Ce nom lui fut-il donné à cause de ses nombreuses sources thermales, ou simplement à cause des divers ruisseaux qui s'y réunissent à l'Ariége? C'est là une question qu'on ne saurait résoudre en l'absence de tout monument authentique ;

mais le prix que les Romains attachaient aux eaux chaudes, nous fait présumer avec quelque fondement qu'ils établirent à Ax des bains, comme ils l'avaient fait chez les *Garumni*, chez les *Bigeriones* et chez les *Tarbelli*.

Le midi des Gaules a été depuis lors le théâtre de tant de révolutions qu'il n'est pas étonnant que les souvenirs historiques attachés à cette localité se soient perdus. Elle a du reste cela de commun avec presque toutes les villes de l'Ariége, la cité des *Consorani* exceptée.

II

Ax sous la domination des Sarrasins et durant l'époque féodale.

Un monument de castramétation voisin des murs de la ville d'Ax, nous fait soupçonner son existence du sixième au septième siècle de notre ère.

En 719, les Sarrasins franchissent les Pyrénées. Partout où ils trouvent quelque résistance, ils établissent des forts pour la vaincre. Ax, Tarascon et Foix, dans le bassin de l'Ariége, paraissent avoir opposé une digue à l'élément dévastateur qui au sud de ces trois localités a laissé un triple monument de sa puissance; à Ax, c'est le château de *Maou;* à Tarascon, la tour de *Maou-Négre;* à Foix, le château de *Mont-Maou*, qui sont évidemment fondés par les Arabes, ainsi que leur dénomination en témoigne.

On peut en dire autant de *Roquemaure*, château situé au-dessus du village de Quié, dans la vallée de Tarascon, et qui, cité dans les actes des neuvième et dixième siècles, disparaît peu après de la géographie Ariégeoise.

La situation de ces forteresses en face des lieux où nous voyons aujourd'hui ces trois villes nous révèle incontestablement l'existence de ces dernières à cette époque et avant cette sanglante campagne. Du reste, nous savons qu'à quelque temps de là, pour ce qui est d'Ax, ou Charlemagne, ou Charles-le-Chauve soumirent son église, dédiée à saint Vincent, au monastère de la Grasse, ainsi que nous le révèle une charte de 1118 (1).

A dater de cette époque laissant au lecteur le soin de suivre l'histoire locale du pays en général dans les livres spéciaux qui s'en sont occupés, nous devons nous borner à prendre dans les cartulaires, l'énoncé et la substance des actes qui mentionnent en particulier les faits relatifs à la ville objet de notre monographie, sauf à les accompagner d'observations propres à en faire apprécier la portée et les conséquences. Il est pourtant indispensable de dire qu'à dater de Charlemagne, la contrée du Pas-de-la-Barre

(1) *Hist. gén. de Languedoc*, t. II, Preuves, 405.

jusques au col de Puymorins prit le nom de Viguerie de Sabartes, et fut divisée en ministériats dont un des plus importants fut celui de Lordat. Qu'en outre de ces ministériats, il y avait des seigneuries alodiales et des villes où se conservait le souvenir du municipe romain. Nous devons constater encore que vers la fin du dixième siècle, cette même contrée forma le Comté de Foix, sous des seigneurs issus des ducs de Gascogne et de la famille gothique de Carcassonne, ce qui, par leurs auteurs paternels, rattacherait les comtes de Foix à la première souche des rois de France, si on doit s'en rapporter à la charte d'Alaon, admise jusques là comme vraie, mais dont un moderne vient de contester l'authenticité.

Vers 960, nous voyons que le pays où se trouve Ax, appartenant jadis aux *Consorani* dépendait du diocèse de Toulouse, puisque Hugues, évêque de cette ville, donne le lieu de Mérens, voisin d'Ax, à un certain Godalric dont le nom dénote l'origine gothique (1); celui-ci céda de son côté à Arnaud, chef de la famille de Carcassonne et de Foix, l'église et le village de Bébre (2).

En 1047, Bernard vicomte de Serdagne dispute au comte son suzerain une partie du territoire de Mérens. Ce

(1) *Hist. gén. de Languedoc.* t. II, p. 92, Preuves, 106.
(2) Idem, Preuves, 123.

différend donna lieu à un plaid où Bernard fût appelé à se justifier (1).

En 1118, le pape Gelase II, par une bulle datée de Maguelonne, confirme la donation faite dans le temps par l'empereur Charles, en faveur de l'abbaye de la Grasse, des églises de Saint-Pierre de Mérens, de Saint-Vincent d'Ax, de Saint-Pierre de Prades, de Saint-Pierre de Sorjéat et d'autres (2).

En 1179, Raimond Athon d'Auterive, engage à Roger Bernard, comte de Foix, tout ce qu'il possède depuis Estampes (près d'Ax) jusqu'à Puymorins, soit terres, albergues, justices, pour 1,300 sous morlas, à l'exception seulement du fief de Raimond de Salles (3).

En 1202, le comte de Foix, Raimond Roger, unit son fils Roger Bernard à Ermessinde, fille d'Arnaud, vicomte de Castelbou et de Serdagne, et assigne pour douaire à sa belle-fille le Lordadais avec tout le pays jusqu'aux confins de ses Etats vers l'Espagne (4).

En 1224, alors que le pays de Foix venait d'être le théâtre d'une guerre sanglante occasionnée par l'hérésie des Albigeois, qui avait de nombreux partisans dans son

(1) *Hist. gén. de Languedoc,* t. II, p. 186, et notes 22, 23, Preuves, 586.

(2) Ibid., p. 405.

(3) *Cartulaire de Boulbonne,* p. 76.

(4) Ibid., t. III, p. 115. MARCA, *Hist. du Bearn,* p. 72.

sein, une bulle d'Honorius III nous prouve que les églises de Perles et de Savignac étaient sous la dépendance de l'abbaye de Saint-Volusien de Foix (1).

En 1241, Roger Rotfer, fils de Roger Bernard, comte de Foix, octroie des priviléges à la ville d'Ax dans un acte conservé aux archives de ladite ville. Il y est dit : Roger, etc., veut que pour le présent et l'avenir les habitants d'Ax et leurs biens soient francs et quittes de tout cens envers qui que ce soit ; 2° il leur concède à perpétuité le droit de prendre le bois qui leur sera nécessaire, de jouir des eaux et des dépaissances ; 3° le Seigneur d'Ax ne pourra changer la destination du marché et de la promenade ; 4° il interdit à tout étranger de vendre et de faire étalage sur ses terrains ; 5° le seigneur sera tenu de fournir à perpétuité la cire qui pourra s'employer dans la célébration de la fête de la Sainte-Vierge au mois d'août ; 6° il octroie à chaque habitant d'Ax le droit, s'il lui est fait du mal sans motif, de s'assurer du malfaiteur jusqu'à ce qu'il lui ait donné satisfaction, l'intervention du bailli n'étant pas nécessaire dans ce cas ; 7° le Seigneur devra empêcher qu'on n'inquiète en aucune façon les habitants dans leurs personnes et dans leurs biens ; il leur assure la protection de son bras et de sa justice, comme il compte

(1) *Gallia christiana*, t. XIII, p. 91.

aussi sur leur empressement à le suivre en cas de guerre (1).

Par une autre charte de la même date, d'après Doat, Roger accorde aux mêmes habitants la faveur de ne pouvoir être deshérités ni réduits à l'intestat; leur accorde l'autorisation de construire un four; établit pour eux une foire à l'époque de Notre-Dame d'août; mais il se réserve la justice du lieu et une *cavalcade* d'un jour pour le service de l'ennemi (2). Cette charte est remarquable en ce que les priviléges dont il s'agit sont accordés aux habitants de la *nouvelle* ville d'Ax, ce qui prouverait que l'ancienne cité avait été ruinée antérieurement.

Les guerres intestines du pays de 1209 à 1226 nous donnent jusqu'à un certain point la clef de cette destruction. Toujours est-il que dans plusieurs des chartes qui vont suivre, il est encore question de la nouvelle ville.

Par un acte dit de 1243, mais ici l'erreur de date est manifeste, et cette charte est antérieure, Roger et sa femme Ermessinde de Castelbou, donnent à Loup de Foix et à ses successeurs, Ax et toutes ses appartenances à la réserve de l'hommage, et sous la condition que Loup ne pourra aliéner ledit fief (3).

(1) Archives d'Ax. Doat, collection des manuscrits, m. 170.

(2) Doat, Coll. m. 170.

(3) Doat, m. 170. *Hist. gén. de Languedoc*, t. III, pr. 428.

Le Loup dont il est ici question paraît être un frère peut-être du côté gauche de Roger Bernarel. Celui-ci, en outre de la ville d'Ax lui donne aussi le village d'Ascou, sous la réserve de l'hommage (1).

En 1245, Roger, comte de Foix, donne à Guillaume Bar et à sa postérité la baillie de tout le pays compris entre le cours de la rivière d'Estempes jusqu'au port de Puymorins, avec tous les droits appartenant à ladite baillie ou Viguerie, y compris les moulins d'Ax et de Mérens (2).

Une charte rapportée par Doat, sous la date de 1250, nous révèle deux faits importants relatifs à l'histoire générale du pays et à la ville d'Ax.

L'inquisiteur de la foi écrit au comte Roger, pour le prier de laisser la baillie d'Ax entre les mains de Guillaume Bar, qui en jouit à titre héréditaire. Bien que les inquisiteurs l'eussent compris dans leurs monitoires comme suspect d'hérésie, le membre du Saint-Office reconnaît qu'on ne doit pas faire retomber sur le fils innocent le crime de son père et de sa mère. On doit conclure de cette charte que les poursuites des inquisiteurs ne s'étaient pas ralenties à cette époque; et que puisque le précédent bailli d'Ax, père de G. de Bar, appartenait à la secte des Albigeois, il

(1) *Cartulaire de Boulbonne*, p. 101.

(2) Ibid., p. 56.

est présumable que la ville d'Ax devait suivre les mêmes doctrines (1).

Un moderne, M. Cros (2), nous apprend qu'en 1260, le comte de Foix, Roger Bernard, construisit à Ax un hôpital pour les lépreux. Nous ignorons la source où il a puisé ce renseignement historique; toutefois, il y a dans le fait rapporté une erreur manifeste du nom du comte à qui cette fondation est attribuée. En 1260, ce n'était pas Roger Bernard, mais Roger Rotfer qui était à la tête du comté.

En 1261, le comte de Foix ordonne au bailli d'Ax et à d'autres du haut pays de sévir contre l'hérésie (3).

En 1272, le roi d'Aragon étant maître du haut Sabartes, en avait donné le commandement à Raimond de Cardonne. Pierre de Villars, sénéchal de Toulouse, somma entr'autres les gouverneurs d'Ax et de Mérens de lui livrer les places qu'ils détenaient. Mais ces deux gouverneurs refusèrent de comparaître par le motif que le roi d'Aragon n'était détenteur de ces places que sous l'hommage du comte de Foix alors retenu prisonnier à la suite de la guerre que Philippe-le-Hardi entreprit contre lui en personne (4).

(1) Collection de Doat, m. 171, et *Cartulaire de Boulbonne,* p 143. Ce cartulaire place cette charte en 1260.

(2) Mémoire sur Ax, présenté à l'Académie des Sciences de Toulouse.

(3) *Hist. gén. de Languedoc,* t. III, aux Preuves, p. 551. *Cart. de Boulbonne,* p. 142.

(4) *Hist. gén. de Languedoc,* t. IV, Preuves, 49.

En 1292, les mines du pays étaient en pleine exploitation. D'un côté, Philippe-le-Bel maintint par provision le comte de Foix dans l'usage de faire travailler aux mines de la contrée (1) ; de l'autre, Roger confirma les priviléges dont jouissait depuis longtemps la vallée de Vic-de-Sos (2) ; enfin, Adam Aubervillier, sergent du roi dans la vallée d'Ax, ayant défendu de transporter le fer fabriqué dans le pays, au-delà de la frontière, le bailli d'Ax en appela au roi (3). Le même bailli, nommé Asnar, avait déjà défendu l'année précédente les immunités du pays, au nombre desquelles était la liberté de transport des laines et autres marchandises, contre des officiers du Carcasses qui la contestaient (4). Il paraît toutefois, que ce bailli se trouva en opposition avec l'autorité consulaire d'Ax, puisque nous voyons le consul appeler au roi de l'ordonnance par laquelle, au nom du comte de Foix, le bailli Asnar avait interdit l'usage de toute autre monnaie que la française (5).

Dans le cours de la même année, le sénéchal de Carcassonne commit le châtelain de Montréal pour recevoir le dénombrement des feux du Comté ; mais les consuls et

(1) *Cart. de Boulbonne*, p. 159. *Hist. gén. de Languedoc*, t. III, p. 78.

(2) *Cart. do Boulbonno*, p. 78.

(3) Ibid., p. 77.

(4) Ibid., p. 77.

(5) Idid., p. 79.

syndics des communautés, entr'autres ceux d'Ax, relevèrent appel de cette décision auprès du connétable et refusèrent d'obéir, se basant sur ce que le pays ne devait au roi, ni le service militaire, ni le subside de guerre (1).

Nous trouvons dans une charte de 1301, la confirmation du fait précédemment cité de la destruction d'Ax dans le cours du treizième siècle. En effet, à cette date, Izarn chevalier co-seigneur de Saverdun fait hommage à Gaston comte de Foix, de ce qu'il tient dans la vieille ville d'Ax et autres lieux (2).

Un dépôt de sel de Cardonne fut établi en 1307 dans les villes d'Ax, Foix et Tarascon, avec défense aux vassaux de se pourvoir ailleurs que dans ces villes. La forme de ces salines fut octroyée à Arnaud Beguin (3).

Le sénéchal de Carcassonne, l'année suivante, avait fait arrêter un habitant d'Ax sous prétexte de crime d'hérésie. L'autorité comtale s'émut de cet empiètement d'autorité et en appela au roi (4).

Il résulte d'une charte de 1313 que Gaston, comte de Foix, concéda pour un an, à Raimond Izalguier, bourgeois de Toulouse, les revenus qu'il prélevait sur Ax,

(1) *Cart. de Boulbonne*, p. 146.
(2) Ibid., p. 254.
(3) Ibid., p. 163.
(4) Ibid., p. 143.

Mérens et autres lieux. Ces revenus consistaient en 220 livres pour Mérens et 180 pour la ville d'Ax (1). L'année suivante, Gaufred de Cruzilles, procureur fondé du comte de Foix, cède au même Izalguier, pour deux ans, encore les mêmes revenus (2).

Les dépenses folles de Jeanne d'Artois, comtesse de Foix, avaient, paraît-il, épuisé les ressources de la caisse comtale. Devenue tutrice de ses enfants vers 1316, à la mort de Gaston, elle engagea de nouveau les mêmes revenus à la compagnie Pérusienne de Florence (3) ; et en 1322, un semblable engagement fut pris par elle, pour quatre ans, en faveur de Raimond Izalguier de Toulouse, pour la somme de 1,539 livres, y compris le droit de gabelle (4).

En 1330, le comte de Foix céda à Raimond de Pagès, marchand d'Ax, pour 400 livres, les droits qu'il prélevait sur le *Pas* d'Ax, en Sabartes (5), et assigne en outre 68 livres à prendre sur ces mêmes droits à Grande de Saint-Michel de Lanes, fille d'Icard Damoiseau (6).

(1) *Cart. de Boulbonne*, p. 117.
(2) Ibid., p. 118.
(3) Ibid., p. 143.
(4) Ibid., p. 118.
(5) Ibid., p. 120.
(6) Ibid., p. 120.

Le même engagement en faveur d'Elie, marchand de Foix, eut lieu en 1331 (1).

En 1332, Gaston, comte de Foix, s'engage à payer à Bach et Amiel Dufour, notaires d'Ax, de Prades et de Montaillou, leur vie durant, une rente de 100 livres (2).

Trois ans plus tard, les Frères Dominicains poursuivaient les hérétiques avec la dernière rigueur. L'inquisition avait une prison spéciale, aux Allemands, près de Pamiers. Raimond Méziane, habitant d'Ax, y fut enfermé pour avoir dit que le monde était éternel et qu'après la mort, il n'y avait pour l'homme ni récompense, ni punition (3).

En 1345, le comte de Foix confirme à Eléonore de Comminge, sa mère, les droits de douaire dont elle jouit en usufruit sur les lieux et terres d'Ax, de Mérens et autres lieux desquels elle était seigneur (4).

D'après un cartulaire conservé aux archives d'Ax, cette ville fût, le 10 août 1359, exempte de payer la leude dans tout le Comté (5).

En 1380, J. Fabre Barralet, habitant d'Ax, et sa femme, cédaient, à G. Malet de Prades, divers biens *questables*

(1) *Cart. de Boulbonne*, p. 258.

(2) Ibid., p. 75.

(3) Ibid., p. 144.

(4) Ibid., p. 155 et 237.

(5) Cros, *loco citato*.

qu'ils avaient dans le domaine de Prades, sauf les droits du comte alors représenté par Bernard de Villemur, sénéchal de Foix (1).

En 1386, l'abbé de Foix voulait exiger des habitants d'Ax le droit de passage sur le pont de Foix; mais il fut débouté de cette prétention (2).

L'année suivante, Raimond Hun de la même ville acheta de Jean Andorran et de Raimond Caillaud et de leurs femmes, une borde avec jardin au lieu d'*Axpinat* qui avait appartenu à Guillaume Pissoti (3).

Nous trouvons encore sous la même date la vente consentie par Guillaume Vitalis, tuteur de Guillaume Armenjau, à Jean-Pierre, d'une maison dans la ville d'Ax, rue d'*Enqueralp*, sous la directe de Pissoti (4).

En 1398, le trésorier général du Comté donne en fief, à Causse Moret, meunier d'Ax, le droit d'établir un moulin à trois meules au lieu et consulat d'Ax, dans un pâti à lui appartenant, au quartier dit la *Canara de la Teignera*, lui permettant de percer le mur de la ville pour y faire venir l'eau, sous la redevance de la moitié

(1) *Cart. de Boulbonne*, p. 222.

(2) Cros, *loco citato*.

(3) *Cart. de Boulbonne*, p. 177.

(4) Ibid., p. 178.

de la mouture et de trois deniers morlas en faveur du comte (1).

En 1402, Gaufred de la Ratine, maître des ports, avait établi à Ax des gardes pour y faire payer un droit de leude sur les marchandises. L'évêque de Pamiers et le comte de Foix, seuls en droit de faire prélever cette leude, obtinrent des lettres patentes du roi contre la prétention dudit Gaufred (2).

En 1416, eut lieu un acte de réformation pour la ville d'Ax (3).

En 1434, R. Pierre de Guillermi, habitant d'Ax, donne procuration à Raimond de Guillermi du Vivier, dit Belcastel, pour vendre la rente de 540 livres Barcelonnaises qu'il avait sur la ville de Puycerda, ainsi que le cens et dîmes qu'il avait sur la vallée de Carol, et pour forcer Antoine Roger de Quillan de payer 34 livres déboursées pour frais de noces de feue Philippe, sa sœur, mariée audit Roger, et de rendre les habits de noces de la défunte (4).

Le procureur du roi, par un acte de 1443, assigne

(1) *Cart. de Boulbonne*, p. 121.

(2) Ibid., p. 57.

(3) Ibid., p. 300.

(4) Ibid., p. 170.

devant le maître des ports Pierre Fournié, marchand d'Ax, pour avoir refusé de payer la traite foraine au roi (1).

En 1444, le roi de France ordonne à son sénéchal de Toulouse et à ses officiers, près le sénéchal du Comté de Foix, de percevoir le droit de revé au pas d'Ax pour les marchandises entrant ou sortant du royaume (2). Cette prétention donna lieu à un long litige. Nous voyons en effet, par un document de 1447 (3), que Guillaume Guerre, procureur du comte de Foix, en avait appelé au parlement de Paris, soutenant que ce droit établi au Pas d'Ax, de Mérens et de l'hôpital Sainte-Suzane, appartenait exclusivement de temps immémorial au comte de Foix.

Le 25 juin 1451, les habitants d'Ax remettent aux mains de M. de Lescun, envoyé du roi durant la guerre contre les Anglais, les clefs de leur ville (4).

On voit, par un acte du 25 avril 1453, que les seigneurs de Miglos jouissaient de quelque privilége féodal dans la châtellenie d'Ax. Raimond de Miglos fait hommage de ce fief au comte de Foix (5).

En 1456, le Pas d'Ax avait été vendu par le comte de

(1) *Cart. de Boulbonne*, p. 58.
(2) Ibid., p. 102.
(3) Ibid., p. 246.
(4) Ibid., p. 33.
(5) Ibid., p. 20.

Foix, représenté par Géraud de Maromer, abbé de Saint-Lobar, à Pierre Fournié, habitant d'Ax, pour le prix de 2,000 écus d'or (1).

En 1472, le roi d'Aragon était depuis peu maître de la Serdagne qui, paraît-il, s'était donnée à lui. Le prince de Navarre, comte de Foix, fût consulté par le sénéchal et par les consuls du pays pour savoir si les habitants du Comté devaient, malgré cela, envoyer le bétail sur les montagnes de la Serdagne. Le comte donna une réponse affirmative (2).

Jean et Paul Gary exerçaient vers 1476 quelques droits seigneuriaux sur la ville d'Ax et ses alentours (3).

En 1550, Jean de Miglos de Luzenac vend à Jérôme Fournié les droits seigneuriaux qu'il perçoit sur les habitants de Sorjat (4).

En 1557, les commissaires réformateurs avaient établi leur siége et tenaient leurs audiences à Ax (5).

En 1559, les consuls firent un recensement général de la population et des biens communaux (6). On y voit l'inféo-

(1) *Cart. de Boulbonne,* p. 172.
(2) Ibid., p. 177.
(3) Ibid., p. 170.
(4) Ibid., p. 299.
(5) Ibid., p. 300.
(6) Ibid., p. 300.

dation d'un terrain à la Salodore près d'Ax, en faveur de Gabriel Aureille (1); du pré du bailli, Bayle, près l'église Saint-Vincent, hors des murs de la ville, de contenance de demi-journée de faucheur, confrontant avec le chemin, en faveur d'Olivier Seguin, marchand d'Ax (2).

Le 7 juin de la même année, le roi et la reine de Navarre cèdent au sieur Munier, marchand d'Ax, la seigneurie directe du lieu d'Orgeis sauf l'hommage, les boscages et les eaux, dont ledit Munier pourra néanmoins se servir pour son usage. En retour, ledit Munier leur cède toute directe sur les biens ayant appartenu, dans le dixmaire d'Ax, à Barres, Gay, Jogla, Beringuié, Loup de Foix, Pissoti et autres (3).

Le 25 octobre suivant, acte d'inféodation en faveur de Bernard Rosi, prêtre, et Jean Belesta d'un terroir dit le Pont Gasel pour y faire un moulin à scie, avec droit d'usage sur les bois du comte, sous la censive de 5 sous tournois (4).

Autre acte d'inféodation pour l'établissement d'un moulin à scie au quartier appelé la Fols, près de Mérens, en faveur de Raimond Mallet et Dominique Rosie (5).

(1) *Cart. de Boulbonne*, p. 299.
(2) Ibid., p. 300.
(3) Ibid., p. 300.
(4) Ibid., p. 307.
(5) Ibid., p. 307.

Autre, en faveur de Jean Tardieu de la ville d'Ax, d'une sétérée et demie de terre vacante au terroir dit la Gène d'Ax (1).

Autre, en faveur de Jacques Cossonel, de la tour del Moulina, près la portanelle des murs d'Ax (2).

Autre, en faveur de Jean Beringuier d'Ax, d'une *Passade* sous le couvert de sa maison (3).

On voit dans le cours de la même année un procès s'élever entre Jean de Monguillou, prêtre de la ville d'Ax, soutenu par ses neveux et le syndic de ladite ville touchant *la leude d'Engari* qui est l'entière leude qui se perçoit audit Ax et à Mérens, à l'exception de la leude qui se percevait le mercredi (4).

L'année suivante, le rocher, dit le Roc de Salhan, est inféodé à Bernard Méric de la même ville (5).

Le parlement de Toulouse avait maintenu au greffe d'Ax un homme de son choix. Le conseil de la réformation s'assembla pour faire opposition à ce choix qui appartenait au comte de Foix. Ce greffier, paraît-il, avait voulu

(1) *Cart. de Boulbonne*, p. 299.

(2) Ibid., p. 299.

(3) Ibid., p. 299.

(4) Ibid., p. 299.

(5) Ibid., p. 299.

refuser aux consuls de la ville d'anciens titres, entr'autres la réformation de 1416 (1).

En 1560, les habitants d'Orgeis, dans un acte retenu par Rignac, greffier de la réformation, reconnaissent pour leur seigneur le sieur Raimond Munier, marchand d'Ax (2).

Le moulin à scie de Valbonne, près Mérens, inféodé au prêtre Monguillou et à ses neveux, ainsi que certaines terres de Vaichis et de Sivadan étaient des fiefs comtaux (3).

Vers le même temps, un certain Archambaud Lacombe de la ville d'Ax, se refusait à délivrer au nouveau réformateur les pièces que le prédécesseur de ce dernier, Pierre Dubrac, lui avaient confiées. Le nouveau, Jean de Reyres, rendit une ordonnance pour l'y forcer (4).

En 1565, d'un côté, Thomas Lafont de Perles, obtint l'inféodation d'un moulin à blé qu'il construisit sur l'Ariége, et d'un terroir qu'il avait au bout du pont (5); de l'autre, François Périer, notaire d'Ax, devint feudataire d'un moulin à blé dans cette ville, à la charge de la moitié de la mouture en faveur du comte de Foix (6).

(1) *Cart. de Boulbonne*, p. 300.
(2) Ibid., p. 309.
(3) Ibid., p. 318.
(4) Ibid., p. 322.
(5) Ibid., p. 310.
(6) Ibid., p. 300.

Ce n'est dans le vieux cartulaire de Foix, qu'en 1575, qu'il est parlé des eaux thermales de la ville d'Ax. Ce fut en effet, le 14 mai de cette année, que l'eau chaude de la fontaine d'Ax fut inféodée à Arnaud Bonel pour l'usage d'un moulin batant qu'il voulut faire reconstruire audit lieu, et pour cette inféodation il fut tenu de payer six deniers (1).

Le comte de Foix inféoda encore, en 1577, un moulin à farine au lieu des Baserques, terroir de Surgins, en faveur de Bernard Méric d'Ax, qui venait de plaider avec les habitants des Baserques, prétendus co-propriétaires dudit moulin. Il paraît qu'une transaction coupa court à ce différend, et maintint les Baserques dans leurs anciens priviléges (2).

Le même Arnaud Bonel, qui avait acquis le droit de se servir de l'eau chaude pour son foulon, était aussi feudataire d'un moulin à farine, près d'Ax (3).

Ici finit la série des actes que nous avons trouvés dans le précieux recueil des archives du pays de Foix, connu sous le nom de cartulaire de Boulbonne. C'est en rassemblant ces documents informes relatifs à chaque localité Ariégeoise, et les adaptant au récit des faits généraux, que

(1) *Cart. de Boulbonne*, p. 300.

(2) Ibid., p. 301.

(3) Ibid., p. 300.

l'on pourra reconstituer une histoire à peu près complète du pays. Ces documents, du reste, sont, pour la plupart, donnés *in extenso* dans d'autres recueils, ce qui ne peut manquer d'assurer au manuscrit, où nous les avons puisés, une certaine authenticité. Il est toutefois malheureux, au point de vue historique et surtout Ariégeois, qu'il ne soit pris aucune précaution par ceux qui le pourraient, pour conserver au pays ce précieux recueil, et pour lui donner une plus grande utilité; ce qui serait facile, en le dépouillant de sa forme indigeste, et en rattachant à nos annales les faits isolés qu'il contient. La connaissance des hommes, des lois, des mœurs, des monuments d'un autre âge, naîtrait de ce raccord; et l'ancien pays de Foix pourrait se promettre d'avoir un jour une histoire vraie, et à bien des égards, pleine d'intérêt.

III

Ax du seizième au dix-neuvième siècle.

La série des chartes dépouillées nous a conduit jusqu'au milieu du seizième siècle, époque qui rapelle pour le pays de Foix de bien tristes souvenirs. La contrée était alors en proie aux fureurs de la guerre civile qui dura, pour ainsi dire, de 1560 à 1628.

La naissance du protestantisme avait été la source de ces luttes. Il paraît néanmoins que la ville d'Ax, par exception, n'éprouva pas les commotions qui désolèrent les autres villes du Comté. Les annalistes se taisent, du moins à cet égard, tandis qu'ils mettent en saillie les scènes de désordre qui ensanglantèrent les autres villes. Soit que les réformateurs n'eussent pas fait entendre leur voix aux habitants d'Ax, soit que ceux-ci eussent eu le bon esprit de rester unis malgré la diversité d'opinions que les nouvelles doctrines dûrent faire naître parmi eux, leur ville jouit de quelque tranquilité, et servit même d'asile à ceux qui fuyaient la persécution. En effet, le Chapitre de Foix s'y était réfugié, et l'évêque de Pamiers, Mgr Duperron, autorisa ses membres à célébrer les saints offices dans cette ville (1).

Le seigneur de Gudanes, sieur de Fantillon de Sales, qui soutenait ouvertement les réformés, avait attiré dans ses domaines un ministre protestant, Tachard. Celui-ci faisait sa résidence à Urs, et ses partisans se répandaient dans tout le haut pays pour y propager les nouvelles doctrines. Le manuscrit, auquel l'historien de Foix emprunte ce fait, ajoute que ces sectaires semblaient n'être venus aux Cabannes et à Urs que pour *insulter à la ville d'Ax* (2); ce qui nous autorise à penser que cette localité n'avait pas embrassé la religion nouvelle.

Un document de 1585, alors que le pays était gouverné par Henri de Navarre, depuis Henri IV, nous fixe sur la situation politique de cette ville. Le sieur d'Audou, de la

(1) Sabar, page 147.
(2) Ibid., p. 126.

maison de Mirepoix et seigneur de Léran, venait d'être nommé grand sénéchal du pays de Foix et lieutenant du Comté à la place des sieurs de Mieussens et de Blaise de Villemur. Il fit, en entrant en charge, un rapport à Henri sur la situation de chacune des places principales de la contrée.

Nous prenons dans ce rapport ce qui est relatif au haut Sabartes, avec les réponses et annotations écrites de la main du roi.

« Aux Cabannes se sont faits, depuis ces débordements, « vingt meurtres sans qu'il s'en soit fait que fort peu d'in- « formations ; et la cause principale de cela est qu'il y a « trois ou quatre co-seigneurs avec Sa Majesté. Il serait « bon d'enjoindre expressément aux officiers de Sadite « Majesté de sommer lesdits co-seigneurs de faire leur « devoir, et sur leur réponse ou délay peut-être que l'on « pourrait se fonder pour leur contester leur droit de la « justice : pour le moins, en ce faisant on les émousvrait « à estre plus seigneurs, d'y avoir l'œil, et de la faire entre- « tenir. »

Annotation du roi : « Sera mandé aux officiers de faire « le contenu de cet article. »

« Le fait des héritiers du sieur de Gudanes et de Fan- « tillon est de présent à Tholose, et sont les officiers de Sa « Majesté interdits d'en prendre connaissance.

« Le fait d'Ax est paisible, sauf quelques larrons qui « fesaient naguère des courses en Espagne, dont quelques-« uns avaient été pris prisonniers, mais ils ont été élargis; « or, pour empêcher tels larcins, le sieur d'Audou a dé-« pêché deux commissions pour courir sus auxdits larrons, « l'une au capitaine de Mérens, et l'autre au bayle de Vic-« de-Sos; et cela se fait aux despends du païs; et pour « commencement on a saisi un vieil brigand du païs, qui « a été conduit à l'appel, à Tholose : il se nomme Plumette, « et pense-t-on qu'il sera exécuté sur les lieux dans peu « de jours. »

Annotation du roi : « Bon. »

« Sera besoin de pourvoir sensement au château de « Mérens selon les occurrences, d'autant que le roi d'Es-« pagne s'en vient à Barcelonne, et on craint qu'il ne « veuille attenter quelque chose es costés de ça et mesme-« ment s'il rencontre quelqu'occasion propre. »

Annotation du roi : « Ledit seigneur-roi se remet au « sieur d'Audou de pourvoir au château de Mérens. »

« Ladite ville d'Ax ne se peut passer du trafic d'Espagne « qui fait que les habitants désirent extrêmement y aller « avec libre accès, dont ils ont faict requeste au sieur « d'Audou, afin d'y porter et en rapporter tout ce qui « pourra se recouvrer pour leurs commodités; mais il leur

« a faist respondre qu'il fallait qu'ils sussent avec lesdits « Espagnols ce qu'ils en voulaient faire de leur part, si « d'aventure ils en veulent traiter. Il plaira à Sa Majesté « commander audit sieur d'Audou comme il s'y gouver- « nera. »

Annotation du roi : « Le sieur d'Audou donnera advis « des commodités qu'on peut retirer d'Espagne, en lui « communicant celles du païs de Foix pour après y être « pourvu.

« Le château de Lourdat est si grand qu'il ne se peut « ruiner, d'ailleurs les paysans d'alentour font quelque « subside à Sa Majesté à cause de la retraite qu'ils y doivent « avoir en leur nécessité. Il semble qu'il serait bon de le « laisser en garde sux subjets, lesquels seraient tenus élire « un personnage solvable d'entr'eux, qui serait pourvu en « titre de capitaine par Sa Majesté, ce qui se renouvelle- « rait à chaque défaillant. En ce faisant, ledit subside se « continuerait et les gages s'en épargneraient. Autant s'en « pourrait-il faire du château de Montgaillard. Lesdits « gages ensemblement peuvent monter à près de six ou « sept vingt écus. »

Annotation du roi : « Le sieur d'Audou fera élection « d'homme solvable pour estre commis par Sa Majesté à « la garde dudit château de Lourdat. »

« Donnezan est un païs où on estime qu'il y a trente ans « que justice ne s'est vue administrée, si ce n'est en ombre « et *pro formâ;* et ce qui s'en fait encore, est-ce en très « mauvaise façon et de pernicieuse conséquence; car il « répondait à celle de Foix, en quoi il semble qu'on mé- « prise la souveraineté de Sa Majesté, laquelle, pour mon- « trer son autorité, y devrait avoir un juge souverain. Il y « a été commis deux meurtres depuis un mois. Le sieur « d'Audou l'ayant su, a envoyé sur le lieu pour en enquérir « en qualité de gouverneur et non comme sénéchal. Sa « Majesté advisera avec son conseil sur cet article pour en « commander sa volonté. »

Annotation du roi : « Le roi de Navarre avec son chan- « celier et conseil pourvoira sur cet article. »

« Aussi Sa Majesté sera informée comme l'on a mis « l'inquisition ès-terres d'Andorre du consentement des « habitants, sur quoi ledit sieur d'Audou la supplie très « humblement de considérer combien c'est enjamber sur « son autorité, laquelle, si on n'y prend garde de bonne « heure, l'évesque de la Seou s'efforcera d'anéantir du tout, « s'introduisant si bien en celle qu'il a estant en paréage « avec Sadite Majesté et en celle qu'il usurpa d'ailleurs, « qu'enfin il gouvernera tout seul..... etc. »

Annotation du roi : « C'est expressément enjoint au « sieur d'Audou d'empêcher par toutes voies que l'in-

« quisition qu'on a introduite en Andorre n'y prenne « pied..... etc. » (1).

On peut juger par les détails cités dans cette pièce, de la situation du pays vers la fin du seizième siècle. Cet état de perturbation, suite des guerres de religion, se continua encore près de cinquante ans.

Dans cette période, et vers 1594, la peste exerça ses ravages dans la contrée (2). Ce fut également durant ce demi-siècle, le 15 juin 1615, que la ville d'Ax fut à peu près complètement ruinée par un incendie (3) : Nous voyons toutefois ses habitants, en 1621, venir avec deux pièces d'artillerie prendre leur part des combats qui se livrèrent autour du château de Garrabet, voisin de Tarascon (4).

Décimée par le feu, en 1615, Ax le fut par la famine vers 1630, et l'on fut, dans toute la Haute-Ariége, forcé de prendre des mesures pour assurer la subsistance de la population, réduite à la plus grande misère. Le setier ou hectolitre de froment, dont la valeur ordinaire était de 5 à 8 livres, s'éleva jusqu'à 36.

(1) Bibliothèque impériale. Archives de Pau, liasse f° 10. *Etudes historiques sur le pays de Foix et le Couseran*, A. GARRIGOU, t. I, page 366.

(2) Sabar, p. 148.

(3) Ibid., p. 156.

(4) Archives de Tarascon.

A dater du commencement du dix-septième siècle et jusqu'au siècle suivant, les documents sur la ville d'Ax ont complètement défaut. Il n'y a rien de surprenant à ce qu'une si minime localité, ruinée jadis par la guerre, plus tard par l'incendie, soit, malgré la richesse de ses eaux thermales, restée longtemps obscure et abandonnée. On se rend raison de ce délaissement si on suit pas à pas les délibérations du conseil politique de cette ville, délibérations qui nous donnent une idée de l'état misérable des bains et des étuves qu'elle possédait.

Au moment où les délibérations consulaires vont nous donner une idée de la station thermale dont nous ébauchons la monographie, la tradition avait appris aux habitants d'Ax que les sources des *Canons* et du *Rossignol* n'avaient guère servi dans le passé qu'à des usages domestiques; que l'*Etuve* située au pied du clocher de la chapelle de *Notre-Dame-de-Grâce,* tenant à l'hospice qui avait été construit, dit-on, du temps de saint Louis, avait servi dès longtemps aux malades; que le bassin découvert, qui sert de lavoir aujourd'hui, était jadis une piscine pour les lépreux, ce qui lui avait fait donner le nom de *Bassin des Ladres;* et qu'enfin ce qu'on nomme encore le Bain fort, avait également servi de piscine.

D'après le livre des délibérations de la ville d'Ax, on voit que, le 29 avril 1607, le conseil politique autorise les consuls à réparer la muraille d'*Encastel,* et à continuer l'établissement des bains; qu'en 1637, le sieur Goma est chargé de réparer la *Lanada* ou le bassin propre à laver la laine, et la fontaine du Couloubret; qu'en 1660, le sieur de Durban, gouverneur du pays, vient prendre les bains a Ax, et est logé et hébergé chez le sieur Bonnel de Pradal, aux frais de la ville, qui commençait à oublier ses catastrophes du dernier siècle, puisque, en 1666, sa cure avec titre d'archiprêtré était l'une des mieux pourvues du pays de Foix, son revenu s'élevant à 2,000 livres (1).

L'usage des eaux d'Ax, avant 1715, était, paraît-il, permis à tout venant, qui buvait et se baignait sans avoir à payer la moindre rétribution.

A cette date, les membres de la fabrique de *Notre-Dame-de-Grâce* furent autorisés à percevoir de tout étranger trois sous par étuve, à la charge par la fabrique de réparer le couvert de l'étuve et de rendre un compte rigoureux de la recette qu'ils feraient, recette dont le produit resterait acquis à la chapelle; mais cette concession resta sans effet, puisqu'en 1729 tout l'édifice, même le clocher, menaçant ruine, le conseil politique fut forcé de mettre en adjudication la jouissance de ce chétif établissement, pour

(1) Mémoire de la généralité de Montauban. (Voir à la bibliothèque de Toulouse, 15.)

subvenir, par un revenu annuel, aux réparations à y faire.

Plusieurs mois s'écoulèrent sans qu'il se présentât de soumissionnaire; et ce ne fut qu'à la longue qu'un certain Roumingas, à qui les consuls accordèrent une indemnité de dix livres et l'autorisation de percevoir cinq sous par étuve de tout étranger, consentit à faire les travaux indispensables. Ce traité fut de peu de durée. En 1736, Jean Tignol avait obtenu la jouissance, non-seulement des eaux qui naissaient près de l'hospice, mais encore des bains du *Couloubret* dont il n'avait jamais été parlé jusque-là.

Ce fut dans le cours de cette année que la promenade voisine de ces bains, qui était sans doute la même que celle dont il a été question dans les actes du treizième siècle, fut complantée des beaux arbres qui en font encore l'ornement. On lui donnait alors le nom de *Manobre.*

En 1739 avait eu lieu un nouveau bail avec François Douaud qui s'engageait à payer tous les ans à la ville une rente de huit livres, promettant de tenir propres les bassins et canaux. Mais le sieur Tignol ayant offert une livre de plus devint adjudicataire. A dater de cette première lutte, le revenu des bains tend à progresser d'année en année. En 1741, c'est Douaud qui offre à la ville soixante-cinq livres, mais c'est encore Tignol, hospitalier et carillonneur, qui, grâce à une surenchère de dix sous, obtient la concession des bains ou étuves de l'hospice et de ceux du *Couloubret.* On l'autorise à fermer à clef cet établissement, non encore voûté, et qui existe de nos jours sous le nom d'ancien Bain fort.

L'entreprise réussit peu, et le conseil municipal réduisit, pour cette année, la rente à quarante livres.

Le même soumissionnaire resta adjudicataire l'année suivante pour le prix de soixante livres.

Il paraît, du reste, que les habitants d'Ax avaient perdu leur droit de se baigner gratuitement, puisque le soumissionnaire ne pourra, est-il dit, exiger d'eux que cinq sous par étuve.

En 1743, c'est Douaud qui afferme pour le prix de quarante livres; en 1744, pour celui de cinquante livres dix sous; en 1745, pour cinquante-six livres; en 1746, pour quarante huit livres. Trapé, hôtelier, devient adjudicataire, en 1747, pour le prix de soixante-deux livres, et laisse ce bail à Douaud, en 1749, pour cinquante-huit livres. En 1751, c'est encore Douaud, dit Jean Daille, qui devient adjudicataire pour le prix de soixante-trois livres.

En 1752, les bains du Couloubret sont recouverts d'une voûte qui coûte à la ville cent sept livres. En 1753, on acheta de François Sicre, de Tarascon, une chaise à porteur qui coûta soixante-seize livres trois sous, sans compter trois livres deux sous pour le transport de Tarascon à Ax.

En 1753, l'adjudication acceptée par Douaud s'élève à soixante-dix livres, mais on lui enjoint de laisser la chaise à porteur en bon état à la fin du bail, et de n'exiger des habitants d'Ax que cinq sous par bain, *avec le pain et le vin accoutumés;* le bail est porté, en 1754, à quatre-vingt livres; en 1755, à quatre-vingt-dix-huit livres.

Vers cette époque, la réputation des eaux d'Ax commençant à grandir, un ministre du roi envoya sur les lieux un commissaire spécial, M. Venel, pour se faire rendre compte des ressources qu'offrait cet établissement thermal. Le rapport de ce commissaire fut très avantageux pour la ville d'Ax, dont les sources furent prisées, par M. Venel, à l'égal de celles de Bagnères, de Baréges et de Luchon.

L'année suivante, c'est J.-Pierre Boulié, tailleur pour femmes, qui devient fermier pour le prix de cent onze livres; il ne pourra exiger des étrangers que dix sous par bain, avec le pain et le vin accoutumés, et de ceux d'Ax que cinq sous.

La ferme de l'année suivante s'élève à cent soixante-six livres, et Boulié prend l'engagement de faire nettoyer les bassins dans toutes les solennités, surtout lorsque quelque procession se rendra à la chapelle de l'hospice.

Les Douaud, père et fils, reprennent la ferme en 1758, tant des Bains doux que des Bains forts du Couloubret et des étuves ; le droit de pain et de vin pour les baigneurs n'est plus de rigueur, mais le prix de la ferme est réduit à quatre-vingt-onze livres.

Les bains doux, dont il est question ici, étaient sans doute, ou au bassin actuellement existant dit de la *Bassele,* dont la construction remonte à 1757, ou dans un autre bassin sur l'emplacement duquel on construisit, quelques années plus tard, l'établissement qu'on y voit aujourd'hui.

Le sieur Florence, pareur de drap, devient l'adjudicataire de 1759 pour le prix de cent trente-cinq livres; ce fut dans le cours de cette année que parut le mémoire sur les eaux thermales d'Ax, du docteur Sicre, membre de l'Académie des Sciences de Toulouse, à qui le conseil politique d'Ax s'empressa d'offrir ses remerciements.

L'influence qu'eût ce mémoire, peut s'apprécier par l'augmentation subite du prix de la ferme qui fut adjugé à Charles Horet, hôtelier, et à Alzeia, marchand, pour deux cent quarante livres. L'année suivante, pour deux cent soixante-cinq, et l'année 1762, pour trois cent cinq livres.

Reconnaissant l'avantage qu'il y avait pour la ville à ce que les baigneurs eussent toutes leurs commodités, le conseil avait voté le dallage du sol de l'établissement du Couloubret, la mise à neuf de la chaise à porteur, dont la toile cirée était usée, et les fonds nécessaires pour réparer le bassin du Breil, ainsi que les fontaines des *Escanous* (Canons) et du Rossignol.

Ce ne fut néanmoins que dans le courant de l'année suivante, que sur les plans et devis du sieur Pic, maçon charpentier, on commença certaines constructions pour clore les bains doux du Couloubret et aménager les eaux. Ce travail était en cours d'exécution en février 1764.

Nous occupant de l'histoire d'Ax, surtout au point de vue de ses eaux thermales, nous croyons devoir donner ici la substance de la délibération prise au sujet de ces réparations par le conseil de ville, présidé par le premier consul, M. Roussillou.

Les deux commissaires nommés pour la surveillance de ce travail, MM. de Clauselles et Gomma, avaient demandé :

1° *Qu'on format un réservoir où chacune des trois sources différentes composant l'eau qui fournit auxdits bains fut distincte, et renfermée dans un réservoir particulier avec son aqueduc aboutissant à chacun des bassins ;*

2° *Qu'on format dans ledit local une seconde cloison avec une porte, pour assurer un abri aux baigneurs en temps de pluie ;*

3° *Qu'on aérat la voûte de l'édifice en y ménageant deux ouvertures ;*

4° *Qu'on construisit un troisième bassin pour la commodité des baigneurs.*

Ces quatre propositions furent admises, et l'on procéda sans doute à l'exécution de ces travaux.

Quatre ou cinq ans plus tard, cet établissement du Couloubret donna lieu à quelque transaction entre les consuls et des particuliers voisins de ces thermes, au sujet du droit que ceux-ci s'attribuaient de puiser de l'eau chaude dans les bassins de la ville.

En 1770, une inondation avait compromis l'aménagement des sources des bains doux, et abîmé le couvert de l'établissement. Le conseil s'empressa d'autoriser le sieur Gomma aîné, commissaire, nommé pour la surveillance de tous les travaux hydrauliques de la ville, à prendre toutes les mesures propres à recapter les sources, et à remettre les thermes en état. Il lui est donné également mandat de procurer à la ville un fontainier intelligent et capable.

Ces réparations, à ce qu'il paraît, vinrent à propos, et donnèrent une plus-value aux bains et aux étuves, puisque de trois cent cinq livres, prix de la dernière location connue, la rente thermale de 1771 s'éleva à quatre cent cinquante-deux livres, et celle de 1772 à cinq cent neuf.

Le 8 octobre 1783, un changement notable dans le mode de fermage de l'établissement d'Ax est proposé au conseil de cette ville. Le sieur Lafage de Pamiers, offre de s'en charger à titre de locaterie perpétuelle, et de faire, à ses frais, toutes les réparations et améliorations nécessaires. Ce projet, après une étude sérieuse, est accepté en principe, mais on n'est pas d'accord sur le chiffre de la rente à payer. La ville voulait cinq cent dix livres, le preneur n'en offrait que quatre cent cinquante, s'engageant à laisser l'établissement après 29 ans si la ville désirait rentrer dans sa propriété, sauf à celle-ci, à lui rembourser toutes les dépenses qu'il aurait consacrées en augmentations, à la réserve de 1,000 livres qui seraient perdues pour lui.

Le docteur Pilhes, de Pamiers, qui plus tard contribua à mettre les eaux d'Ax en réputation, devint, à ce qu'il paraît, l'intermédiaire de cette négociation, et engagea M. Lafage, à traiter à raison de cinq cent livres. L'accord fut signé le 14 juillet 1784, mais on voit par un acte du 21 février 1785, qu'à cette date, le preneur avait cédé ses droits à M. Authier. Celui-ci, sous la direction intelligente du docteur Pilhes, médecin, intendant des eaux, activa les réparations et améliorations déterminées dans le nouveau bail.

Aussi le conseil de ville s'empressa-t-il de témoigner, par une déclaration solennelle et des plus flatteuses, à ce jeune médecin, qui portait un si grand intérêt à l'entreprise, sa considération et sa vive reconnaissance. Depuis lors, l'établissement thermal d'Ax a, d'année en année, progressivement grandi, sous l'œil de ses autorités consulaires.

Le but que nous nous proposions était de présenter un tableau, moins des faits généraux relatifs à la ville d'Ax, que de ceux spéciaux, qui de près ou de loin, se rattachaient à ses eaux minérales. Ce tableau nous le reconnaissons, a bien des imperfections et surtout des lacunes; mais le lecteur fera la part des difficultés que l'absence des matériaux a fait naître sous nos pas; qu'il veuille donc ne regarder cette étude que comme une ébauche, ou comme un jalon, autour duquel viendront plus tard, se grouper des faits, offrant un bien plus grand intérêt.

Qu'il nous pardonne aussi d'avoir, à dessein, arrêté notre marche historique, à l'époque où ont commencé les divisions, qui ont eu un grand retentissement dans nos vallées Ariégeoises. La science n'a rien à gagner dans les luttes de parti à parti, et comme les faits contemporains sont l'ouvrage des hommes qui ont vécu naguère ou qui vivent encore, que des questions de personnes deviennent le plus souvent irritantes et passionnées, nous avons cru devoir laisser à de futurs historiens le soin de retracer ce qui s'est fait dans l'Ariége de 1788 jusqu'à nous. Dans cette période, les éléments du moins ne manqueront pas à l'écrivain pour se reconnaître. Les archives des mairies et des administrations lui laissant l'assurance qu'il pourra toujours arriver à la vérité.

Moins heureux que lui, pour atteindre ce but, quant au passé, nous avons eu à reconstituer des archives spéciales, à colliger des titres épars, qui peut-être sans notre persistance, eussent été perdus pour l'histoire.

ÉTUDE CHIMIQUE ET MÉDICALE.

ÉTUDE CHIMIQUE ET MÉDICALE DES EAUX SULFUREUSES D'AX.

CHAPITRE PREMIER.

Travaux divers sur les eaux d'Ax.

On n'est pas bien d'accord sur l'époque exacte à laquelle furent faits les premiers travaux scientifiques sur les sources d'Ax. Ce fut probablement le docteur Abraham Sicre qui, à peu près vers 1760, analysa, pour la première fois, quelques-unes de ces sources, et publia quelques observations de maladies traitées dans cette station sulfureuse naissante. Le Conseil municipal d'Ax lui vota des félicitations et des remerciements pour les travaux qu'il avait entrepris et qui semblèrent devoir faire entrer ces eaux dans une ère de prospérité.

Le docteur Sicre avait des titres trop remarquables pour que je veuille les passer sous silence.

Reçu interne à l'Hôtel-Dieu de Paris, il devint bientôt après agrégé de la Faculté à la suite d'un concours des plus brillants. Malheureusement forcé de rentrer dans l'Ariége pour y soigner la fille du marquis de Gudanes, il dut renoncer à suivre sa carrière dans la capitale. Il s'établit alors à Toulouse où il devint tour-à-tour membre de l'Académie des inscriptions et belles-lettres, et professeur d'accouchement à l'Ecole de médecine. Il mourut dans cette ville à l'âge de 37 ans, prématurément enlevé à ses nombreux amis et à une considérable clientèle. Enseveli dans l'église Saint-Etienne, son cercueil fut recouvert d'une dalle portant cette inscription :

AU DOCTEUR SICRE ABRAHAM

LA VILLE DE TOULOUSE RECONNAISSANTE.

Les œuvres du docteur Sicre, quoique imprimées, n'ont pas été cependant conservées dans le pays ; je n'ai pu m'en procurer aucun exemplaire, ce qui m'empêche d'en donner une analyse. Le travail d'un homme aussi distingué et aussi remarquable aurait été, sans nul doute, fort utile à mes nouvelles recherches sur les eaux d'Ax.

Les seconds travaux entrepris sur la station sulfureuse d'Ax, sont les analyses du docteur Pilhes.

Chargé en 1786 par les seigneurs du pays de Foix, d'aller étudier les eaux d'Ax, Pilhes y passa, dit-il, dix-huit mois, pour arriver à un résultat convenable. Il put voir pendant ce temps quelle était la température et la qualité de chaque source, et quelles étaient celles qui convenaient le mieux aux maladies qu'il eut à y traiter. A cette époque, il compta déjà 53 naissants d'eau sulfureuse, soit dans la ville, soit au pourtour. Les températures qu'il donne sont comprises entre 17° et 61° Réaumur, ce qui ne s'éloigne pas beaucoup de ce que l'on trouve encore aujourd'hui. La sulfuration fut prise au moyen de procédés peu exacts relativement aux nôtres, les résultats sont cependant en rapport avec ceux auxquels on arrive de nos jours.

Mais il paraît que le travail de Pilhes, et sa nomination d'intendant des eaux d'Ussat et d'Ax, après la publication de ses recherches sur cette dernière station, excitèrent la jalousie de bien de personnes. Ce fut à cette occasion et pour combattre son œuvre, qu'un seigneur d'Ornolac, le baron de Fraxine, publia un long mémoire, dont quelques exemplaires seulement sont restés dans le pays. Cet écrit est loin de manquer d'intérêt et d'érudition. Il respire malheureusement la haine et la jalousie à un très haut degré, ce qui me fait tenir un peu en garde au sujet des accusations portées contre le médecin Pilhes. Les journaux de l'époque prirent aussi parti pour les accusateurs, et un anonyme lança, contre l'auteur du premier Traité des eaux d'Ax et d'Ussat, une lettre qui excita vivement la colère de mon compatriote. Il écrivit alors au rédacteur du journal qui avait attaqué sa probité, et j'ai retrouvé dans la bibliothèque d'un de mes parents, le docteur Saint-André, exerçant, en 1787, la médecine à Tarascon, une copie de cette lettre, accompagnée de quelques détails indiquant la fin du conflit. Voici cette lettre et les détails qui l'accompagnaient (1).

13 juin 1787.

LETTRE AU RÉDACTEUR.

Monsieur, il paraît une lettre anonyme imprimée relativement à quelques passages de mon Traité sur les eaux d'Ax et d'Ussat. Cette

(1) Si je me laisse aller à publier cette lettre et les détails qui la suivent, c'est que je crois qu'ils pourront être agréables à quelques personnes du pays.

lettre est un libelle qui ne mérite que le mépris du public. L'intention maligne de l'auteur s'y manifeste assez platement d'un bout à l'autre : les passages qu'il cite sont infidèles et prouvent sa méchanceté et sa mauvaise foi.

J'ai relevé dans mon Traité les erreurs d'un chirurgien de Toulouse, concernant les principes de l'eau d'Ussat; j'ai dû le faire; mais je n'ai pas attaqué le corps de chirurgie, comme on a voulu le persuader méchamment. Je rendrai toujours justice au talent des membres qui le composent. J'estime infiniment leur probité, et je suis très flatté de l'amitié qui me lie à quelques-uns d'entre eux. Les injures grossières et les absurdes raisonnements que contient cette lettre, démontrent qu'elle n'est pas écrite par les personnes de l'art. Les gens de l'art se nomment et sont honnêtes. Je n'ai donc rien à répondre. Cependant mon ouvrage n'a pas convaincu les personnes qui croyaient que les eaux d'Ussat étaient sulphureuses et bitumineuses, ou ceux qui ont répandu ces erreurs par la voie de l'impression : Je leur offre de prier la Société royale de médecine d'envoyer deux de ses membres sur les lieux, pour en faire une analyse rigoureuse; et s'il résulte de leur travail que ces eaux soient sulphureuses et bitumineuses, je paierai leur voyage; dans le cas contraire, ce seront les fauteurs de cette opinion erronée.

J'ai l'honneur d'être, etc. etc.

PILHES, doct.-méd.

Le défi fut accepté, et l'un des fauteurs, Bécane, docteur-médecin de la Faculté de Toulouse, écrivit, le 20 août 1787, au même rédacteur une lettre remplie d'invectives contre le médecin Pilhes.

La science apprit bientôt qui avait raison dans cette querelle; les eaux d'Ussat furent regardées comme thermales simples par Bayen, et de nos jours encore on les range parmi les eaux salines, sulfatées calcaires et magnésiennes.

Ces quelques détails suffisent, je crois, pour mettre à couvert l'honorabilité de l'intendant des eaux d'Ax et d'Ussat, injustement attaqué par quelques compatriotes et quelques confrères jaloux de n'avoir pas obtenu les honneurs délivrés à Pilhes.

Je donne ici le tableau des températures (1) obtenues par le médecin Pilhes, en degrés Réaumur, que j'ai eu soin de transformer en degrés centigrades :

Nom des Sources.	Réaumur.	Centigrade.
TEICH.		
Première source..........................	26°	32°,5
Deuxième source..........................	43°	53°,6
Source à bouillon....................	56°	70°

(1) Ces températures, nous dit Pilhes, ont été prises avec des thermomètres Réaumur fabriqués chez M. Mossy, quai Pelletier, à Paris. J'ai eu la satisfaction de les voir marcher uniformément.

Nom des Sources.	Réaumur.	Centigrade.
HOPITAL OU FAUBOURG.		
Rossignol..........................	61°	76°,2
Les Canons..........................	60°,$\frac{11}{12}$	76°,1
Source droite de l'étuve..................	56°	70°
Source en face de la porte..............	52°	65°
—		
COULOUBRET.		
BAIN FORT.		
Douche..........................	38°	47°,5
Bain supérieur du bain fort..............	39°	48°,7
Eau de l'ancien bain fort................	35°	43°,7
BAIN DOUX.		
Gourguette..........................	29°	36°,2
Source du 3e et 4e bain..................	30°	47°,5
Source du 5e, 6e, 7e et 8e bain...........	27°	33°,6
Source du 9e, 10e et 11e bain............	26°	32°,5
Canalette..........................	23°,5	29°,3

Voici, en résumé, sa manière d'opérer pour les analyses : Il évaporait 50 livres d'eau à feu nu. En faisant ainsi, il a parfaitement signalé la matière organique en solution dans l'eau, matière qu'il appelle bitumineuse. Il précipitait la sélénite par le saccharate ammoniacal de Chaptal. Il trouvait le chlorure de sodium en faisant évaporer à un feu doux cette eau dégagée de sélénite, et le chlorure se déposait vers la fin de l'opération en cristaux cubiques. Dans la même eau, l'évaporation complète donnait le sel d'Epsom cristallisé. Quant au principe sulfureux, il l'a reconnu au moyen du nitre lunaire, du nitre mercuriel et du sel de saturne.

Voici les divers résultats de ses analyses :

50 livres de l'eau des Canons ont donné :

Sélénite................	18 grains
Sel marin..............	7 grains
Sel d'Epsom............	1 gros 22 grains
Principe sulfureux comme 6.	

50 livres de l'eau de l'Etuve ont donné :

Sélénite................	31 grains
Sel marin..............	19 grains
Sel d'Epsom............	5 gros 1/2
Principe sulfureux comme 4.	

50 livres de l'eau du Bain fort ont donné :

Sélénite................	21 grains
Sel marin..............	16 grains
Sel d'Epsom............	11 grains
Principe sulfureux comme 4.	

50 livres de l'eau de la Source douce ont donné :

Sélénite................	20 grains 1/2
Sel marin................	7 grains
Sel d'Epsom............	4 fin
Magnésie aérée..........	2 fin
Principe sulfureux comme 2.	

50 livres de l'eau de la Gourguette ont donné :

Sélénite................	25 grains
Sel d'Epsom............	11 grains 1/2
Principe sulfureux comme 2.	

50 livres de l'eau du Beilh ont donné :

Sélénite................	21 grains 1/2
Sel d'Epsom............	15 grains
Principe sulfureux comme 2.	

50 livres de l'eau de la Canalette ont donné :

Sélénite................	25 grains
Sel marin................	7 grains
Sel d'Epsom............	4 fin
Magnésie aérée..........	3 fin 1/2
Principe sulfureux nul.	

Ces résultats ne peuvent pas être acceptés comme entièrement exacts, vu la simplicité trop grande des moyens mis en usage pour faire les analyses. Les températures seules paraissent avoir été assez rigoureusement observées. Toutefois, en donnant une esquisse des travaux du médecin Pilhes, j'ai cru qu'il ne serait pas sans utilité de faire connaître ces résultats, dont n'avaient encore parlé aucun des auteurs qui ont écrit sur Ax.

Le célèbre Chaptal fit aussi, quelque temps après Pilhes, l'analyse du résidu de l'évaporation des eaux d'Ax, qu'on lui avait envoyées à la Faculté de Montpellier. Il ne m'a pas été possible de me procurer les résultats de son travail. Il eut été cependant bien intéressant de les connaître et de les comparer aux nôtres.

L'intendant des eaux d'Ax et d'Ussat, avait eu aussi l'occasion d'envoyer à Vauquelin des glaires ramassées au Couloubret, pour les analyser. Ce célèbre chimiste les regarda comme ayant les mêmes propriétés que la corne.

Après les travaux de Pilhes, et pendant qu'il était intendant des eaux d'Ax, le ministre de l'intérieur nomma une commission composée de Thouret et de Chaussier, pour faire l'analyse de l'eau bleue qu'on avait envoyé à Paris. Ceux-ci déclarèrent formellement qu'elle n'offrait pas la moindre trace d'une coloration bleue. Comment pouvait-il en être autrement après un si long voyage, pendant lequel le principe qui colore l'eau avait eu largement le temps d'être détruit par l'eau elle-même.

Plus tard, en 1804, le professeur de chimie de la Faculté

de Toulouse, Dispan, examina déjà quelques sources d'Ax, mais ce ne fut qu'en 1816, sur la demande de Chaptal, alors ministre de l'intérieur, qu'il entreprit une analyse plus complète. A partir de cette époque seulement, on peut commencer à compter sur l'exactitude des résultats indiqués. Voici les densités que Dispan obtint sur plusieurs sources d'Ax, avec l'aréomètre de Farenheit :

Eau distillée	1153
Eau de la piscine	1150
Eau de l'Ariége prise à Ax	1152
Eau du bain du Teich, n° 4.	1153
Eau des bains du Teich, dite bleue	1153
Eau des bains du Teich, n° 5	1150
Eau des bains du Teich de Saint-Roch.	1153
Eau de la Gourguette au Couloubret.	1150
Eau du bain fort au Couloubret	1152
Eau de Saint-Roch ou merveilleuse.	1149 1/2

Il fit aussi, à l'époque où il prit les densités que nous venons de donner, l'analyse de quatre sources du Teich, que nous n'avons pu retrouver, et plus tard, en 1820, il fit l'analyse de quatre autres, dont voici les résultats :

	Eau bleue.	N° 4.	Petit Robinet.	Grande Pyramide.
Muriate de soude.........	0g,163	....	0g,053	
Muriate de soude et matière vegéto-animale avec traces de soude.............	....	0g,93	....	1g,552
Matière végéto-animale....	0g,052	....	0g,170	
Carbonate de soude........	1g,090	....	1g,062	Traces.
Carbonate de chaux.......	0g,066	Traces.	....	0g,10
Carbonate de fer..........	....	Traces.		
Silice indissoluble.........	0g,509	0g,667	0g,637	0g,95
Silice dissoluble..........	0g,066	0g,80		
Silice en gelée............	....	0g,20		
Soude silicée.............	....	0g,292	0g,153	0g,21
Fer et alumine...........	0g,044			
Magnésie..............	Traces.			
Perte........	0g,510	0g,22	0g,422	0g,09
	2g,500	3g,109	2g,497	2g,902

Il donne les températures de ces sources, ainsi distribuées : eau bleue 42°,5 ; eau du bassin n° 4, 43°,75 ; eau du petit robinet 51°,25 ; eau de la grande pyramide de 66°,87 à 69°,74. Mais ces températures ne sont pas exactes, car elles ont été prises sous les robinets des baignoires, et non au griffon des sources; on pourrait néanmoins s'en servir pour faire encore des comparaisons au robinet des baignoires.

Voici encore l'analyse de deux sources du Couloubret faites par ce professeur :

	Bain fort.	Source N° 4.
Muriate de soude	0g,0221	0g,0177
Matière végéto-animale	0,0221	0,0221
Carbonate de soude desséché	0,0708	0,0619
Oxyde de fer au maximum		0,0089
Oxyde de manganèse	0,0022	
Oxyde de manganèse et magnésie.		0,0044
Alumine	0,0044	
Silice	0,0354	0,0354
Perte	0,0288	0,0288
	0g,1858	0g,1792

Tels sont les travaux du professeur Dispan sur les eaux d'Ax. Les résultats qu'il obtint furent en partie publiés dans les mémoires de l'Académie des sciences de Toulouse. C'était là la première analyse rigoureuse faite sur Ax, mais ce n'était pas cependant tout encore.

Après Dispan, les eaux d'Ax passèrent trois ans sans être visitées par des chimistes et des savants. A cette époque, le préfet de l'Ariége chargea l'un des plus honorables pharmaciens de Toulouse, M. Magnes-Lahens de faire l'analyse des eaux du Breilh. Cette opération porta sur deux sources, la source n° 1 et la source n° 5.

Voici les résultats obtenus :

	Source N° 1.	Source N° 5.
Muriate de soude	10 grains	15 grains
Matière végéto-animale	11	12
Carbonate de soude desséché	23	19 1/2
Silice	11	12 1/2
Oxyde de manganèse	1	1
Alumine	» 1/2	1
Perte	10 grains 1/2	8
	67	69

Les sources nos 2, 3, 4, lui ont paru composées d'une manière presque identique, et la source n° 6 ne diffère, selon Magnes, de la source n° 5, que par une plus basse température et une quantité moindre d'acide sulfhydrique.

La densité et la température de chacune des sources de l'établissement du Breilh ont été prises au moyen de l'aréomètre de Farenheit et du thermomètre Réaumur.

Voici les résultats :

NOM DES SOURCES.	Degré Réaumur.	Degré Farenheit.
Source N° 1..................	31°,5	10°,045
Source N° 2..................	35°	10°,043
Source N° 3..................	34°	10°,042
Source N° 4..................	32°	10°,042
Source N° 5.	53°,5	10°,044
Source N° 6 (pompe)........ ..	32°	10°,043
Eau de la rivière..............	15°	10°,042

Ce ne fut pas seulement au Breilh que Magnes voulut se rendre compte de l'état des eaux ; il analysa aussi deux sources du Couloubret, et voici ce qu'il trouva :

L'eau du Bain fort produit, sur 40 kilogrammes, indépendamment de l'acide sulfhydrique, un résidu de 42 grains qui se compose de :

Muriate de soude............	5 grains
Matière végéto-animale.......	5 grains
Carbonate de soude desséché...	16 grains
Oxyde de manganèse.........	1/2 grain
Alumine..................	1 grain
Silice....................	8 grains
Perte....................	6 grains 1/2
	42 grains

L'eau de la source n° 4 a donné, sur 12 kilogrammes, en outre de l'acide sulfhydrique, un résidu de 40 grains ainsi composé :

Muriate de soude............	4 grains
Matière végéto-animale.......	5 grains
Carbonate de soude desséché...	14 grains
Oxyde de fer au maximum....	2 grains
Oxyde de manganèse et magnésie	1 grain
Silice.......................	8 grains
Perte.......................	6 grains
	40 grains

Quant au principe sulfureux, le dosage n'en est pas encore fait, et ce n'est que plus tard, en 1853, que nous trouvons à ce sujet quelque chose d'exact dans les recherches de M. le Professeur Filhol et dans celles de M. Fontan.

Le docteur Lafont-Gouzy publia, en 1840, un opuscule sur Ax, rappelant simplement les travaux de ses devanciers, contenant quelques généralités intéressantes, mais n'offrant pas grand chose de nouveau.

En 1852, parut la thèse si remarquablement belle d'un de mes jeunes et regrettables compatriotes, du docteur Gustave Astrié, d'Ax. Cette thèse est un véritable monument pour la science hydrominérale, et un souvenir à jamais précieux pour la ville qui le vit naître. J'aurai, dans le courant de mon ouvrage, plus d'une fois l'occasion de citer cet auteur, d'invoquer son puissant témoignage, et de rappeler les innombrables observations dont est rempli son travail.

Ce fut l'année qui suivit la publication de la thèse de Gustave Astrié, en 1853, que parut le travail de M. Filhol sur les sources d'Ax. Dans cet ouvrage, malheureusement bien court, sont indiqués, avec une exactitude parfaite, les degrés de sulfuration et d'alcalinité, ainsi que la température des principales sources. C'est là le premier travail chimique exécuté d'après les procédés actuels, sur l'ensemble des eaux d'Ax. Aussi, le nom du savant Professeur est-il devenu cher aux habitants de cette station minérale, qui ont voulu que l'un des établissements du Couloubret portât le nom de Bain Filhol.

En même temps que ce dernier ouvrage, parut un Traité des eaux d'Ax, par M. Constant Alibert.

En 1855, M. Patissier, dans un rapport à l'Académie de Médecine, donna le compte-rendu de plus de mille observations intéressantes, recueillies et publiées par M. Constant Alibert.

CHAPITRE II.

Classification des eaux d'Ax.

De toutes les classifications faites sur les eaux sulfureuses, celle qui est le plus généralement adoptée, et qui divise les eaux en trois groupes, ne me paraît pas être très rigoureuse. D'un côté, elle comprend des sources dont les qualités chimiques, telles qu'on les dit exister, sont loin d'être démontrées, et, d'un autre côté, elle ne mentionne nullement des sources qui devraient évidemment rentrer dans ses limites. Voici cette classification : 1° Eaux sulfhydriquées; 2° Eaux sulfhydratées sodiques; 3° Eaux sulfhydratées et sulfhydriquées sodiques et calcaires.

Examinons chacune de ces divisions.

1° *Eaux sulfhydriquées.* — Cette espèce existe-t-elle réellement; et d'abord que doit-on entendre par une eau sulfhydriquée? Une eau sulfhydriquée est une eau dans laquelle l'élément sulfureux est simplement de l'acide sulfhydrique libre, tenu en solution. En partant de ce principe, examinons quelles sont les sources sulfureuses qui peuvent être rangées dans cette catégorie. Les auteurs ne sont pas d'accord sur cette manière de classer les sources sulfureuses : Ainsi, Allevard (Isère) est rangé, par M. Ossian Henry, parmi les eaux sulfhydriquées, et M. Durand Fardel compte cette station au nombre des eaux sulfurées calciques. Ce n'est pas seulement pour Allevard qu'a lieu cette différence de classification; d'autres stations sulfureuses sont dans le même cas. Il est donc difficile de savoir à quoi s'en tenir, en consultant, à ce sujet, les auteurs de classifications.

Cherchons à nous rendre compte de ce qui se passe dans les eaux d'Allevard, par exemple, et de là nous pourrons déterminer ce qui a lieu dans les eaux du même genre. La chimie nous apprend, comme nous le verrons plus loin, que toutes les fois qu'une eau, soit froide, soit chaude, contenant un sulfure se trouve dans certaines conditions favorables à sa décomposition, le sulfure est décomposé ; il se fait un nouveau sel, et de l'acide sulfhydrique est mis en liberté. Cet acide sulfhydrique peut rester en partie en solution dans l'eau, et en partie ou en totalité passer dans l'atmosphère. L'on sait de plus avec quelle facilité l'acide sulfhydrique et l'acide carbonique se remplacent dans les composés pour peu que l'un soit en excès sur l'autre. Les eaux sulfurées calciques sont très altérables dans leur sulfure, c'est là un fait qui ressort de l'expérience. En partant de ces données, il est facile de démontrer la provenance de l'acide sulfhydrique qu'on rencontre dans les eaux sulfurées calciques surtout.

Ces eaux sont toujours accompagnées d'acide carbonique en proportions assez considérables pour que, sous son influence, l'eau soit décomposée en même temps que le sulfure, de manière à ce qu'il se produise un sel nouveau, du carbonate de chaux et de l'acide sulfhydrique, comme l'indique la formule suivante :

$$NaS + HO + Co^2 = NaO, Co^2 + HS.$$

Ce sel, qui existe toujours en proportion d'autant plus grande que celle du sulfure a diminué, indique bien que c'est en partie aux dépens de celui-ci qu'il a été formé. Il n'est donc pas étonnant qu'on trouve dans ces eaux des quantités quelquefois considérables de gaz sulfhydrique. Mais ce n'est que secondairement qu'il y existe après la décomposition du sulfure.

Si l'on se donne la peine de consulter l'analyse de toutes les sources d'eaux sulfurées calciques ou d'eaux prétendues sulfhydriquées, on verra toujours qu'elles se trouvent exactement dans les même conditions ; c'est-à-dire qu'avec le sulfure de calcium il y a une grande quantité d'acide carbonique et du carbonate de chaux en proportion d'autant plus considérable qu'une plus grande partie de sulfure a été décomposée.

Si les eaux sulfurées calciques portent avec elles leur agent destructeur, les eaux à sulfure de sodium en sont aussi accompagnées. Dans les premières, cet agent était l'acide carbonique ; dans les secondes, c'est la silice. Il se fait, dans les eaux sulfurées sodiques, lorsque surtout leur température est élevée, un silicate de soude, au dépend de l'oxygène de l'eau qui abandonne son hydrogène au soufre pour former de l'acide sulfhydrique, et, comme dans les eaux sulfureuses à base de chaux, cet acide devient libre. Mais d'où vient que ce gaz sulfuré existe en plus grande abondance dans les eaux à sulfure de calcium que dans les autres? Deux motifs me paraissent expliquer aussi bien que possible ce phénomène qui, au premier abord, semble fort singulier.

Les eaux sulfurées calciques sont bien plus altérables dans leur principe sulfureux que les eaux à sulfure de sodium; aussi celles-ci doivent-elles fournir moins d'acide sulfhydrique que les premières. De plus, la température de ces eaux sulfureuses à base de chaux est toujours bien moindre que la température des autres; aussi l'acide sulfhydrique doit-il être bien plus facilement dissous par elles. Parmi les eaux sulfureuses à base de soude des Pyrénées, par exemple, les eaux de Luchon sont les seules qui contiennent une quantité notable de gaz sulfhydrique, tandis que dans toutes les sources sulfureuses froides et à base de chaux, les quantités d'hydrogène sulfuré libre sont toujours fort considérables. Dans les eaux très chaudes, on voit, à la voûte des conduits, des incrustations de soufre en nature, provenant de la décomposition de l'hydrogène sulfuré qui n'a pu rester en solution dans l'eau chaude, et dans les sources sulfureuses froides, ces dépôts sont à peine sensibles, et souvent même, manquent complètement.

Les eaux à sulfure de calcium pourraient cependant arriver à ne plus contenir que de l'acide sulfhydrique, si leur décomposition devenait complète sous l'influence d'un excès considérable d'acide carbonique. Ce serait là le seul cas d'une eau sulfhydriquée, et encore ne serait-ce pas une eau naturellement sulfhydriquée, puisque le gaz sulfhydrique proviendrait de la décomposition d'un sulfure primitif.

Nulle part on n'a pu trouver encore une source contenant simplement l'acide sulfhydrique libre. Le voisinage des volcans, examinés par de Humbolt, n'a pu en fournir un seul exemple, et cependant où trouver des sources plus abondantes d'acide sulfhydrique que dans le voisinage des cratères encore ouverts. L'arrivée de ce gaz, au contact de l'atmosphère, forme, comme on le sait, la troisième période de l'éruption d'un volcan; c'est lui qui est lancé hors du cratère après la vapeur d'eau et l'acide chloridrique, c'est lui qui brûle souvent au sommet du cratère en donnant une flamme bleue. Il existe donc à l'état libre dans les conditions que nous examinons, et cependant on ne le trouve pas dans les sources voisines, tandis que l'on y rencontre d'autres acides, souvent même en quantités notables.

D'après ces considérations, je crois pouvoir admettre que l'acide sulfhydrique n'existe pas à l'état primitivement libre dans les sources sulfureuses, mais que, provenant de la décomposition du sulfure, il peut exister dans ces eaux en même temps que le sulfure. Le nom d'eaux sulfhydriques me semble ainsi devoir être retranché de toute classification rigoureuse des eaux sulfureuses.

2° Le groupe des eaux sulfhydratées sodiques me

paraît être le plus naturel de tous, et celui qui comprend le plus grand nombre de stations sulfureuses chaudes. Ces eaux n'existent que dans les roches primitives ou dans les schistes de transition des grandes chaînes de montagnes.

3o Puisqu'on fait une classe à part des eaux sulfurées sodiques, je crois qu'il serait tout aussi rationnel de mettre dans une catégorie spéciale les eaux sulfurées calciques. Ces eaux tiennent une large part dans l'histoire thérapeutique des eaux sulfureuses, et elles sont, du reste, bien tranchées par leurs bases terreuses et alcalino-terreuses, pour qu'on ne les confonde pas avec d'autres. On ne les trouve jamais dans les mêmes terrains géologiques que les précédentes; elles sont loin des roches primitives.

4o Les eaux sulfhydratées sulfhydriquées, c'est-à-dire celles qui contiennent un sulfure en même temps que de l'acide sulfhydrique, me semblent aussi devoir composer une série à part, renfermant dans leurs limites les eaux sulfureuses à base de chaux et à base de soude, comme du reste, on l'a fait jusqu'ici.

5o Un dernier groupe me paraît indispensable pour terminer la division des eaux sulfureuses; ce serait la classe des eaux dégénérées, eaux blanches et eaux bleues. Ces eaux conservent le cachet de leur état primitif, contiennent de plus un ou deux sels nouveaux à base de soude, c'est-à-dire, un silicate ou un carbonate, un hyposulfite et un sulfite, composés produits aux dépens du sulfure, et dont l'usage est si utile dans la thérapeutique thermo-minérale.

D'après les considérations précédentes, voici de quelle manière je diviserais les eaux sulfureuses, en retranchant le groupe des eaux sulfhydriquées simples :

1o Eaux sulfhydratées sodiques.

2o Eaux sulfhydratées calciques ;

3o Eaux sulfhydratées sulfhydriquées sodiques et calciques ;

4o Eaux sulfureuses dégénérées.

Après ce préambule, trop long peut-être, mais que j'ai cru indispensable, rentrons dans notre sujet d'étude, et déterminons le groupe auquel appartiennent les eaux d'Ax.

Avec tous les auteurs modernes, et surtout avec M. le Professeur Filhol, dont les expériences et les études à ce sujet ont été si fructueuses pour la science et pour les diverses stations des Pyrénées, je n'hésite pas à les ranger parmi les eaux sulfhydratées sodiques.

La classification à laquelle je m'arrêterai, est celle qu'avait tracée mon regrettable confrère, le docteur Gustave Astrié, dans sa remarquable thèse de doctorat. Il divisait les eaux d'Ax, et je les divise comme lui, en eaux tempérées, moyennes et fortes. Cette classification repose, comme on pourra s'en assurer plus loin, sur la quantité de sulfure de sodium, propre à chaque source et sur les nombreuses observations cliniques qu'il a fait connaître. Elle est je crois utile au médecin qui sait ainsi quelle est la *force* de l'eau qu'il ordonne à ses malades. Peu lui importe à lui, qui en général n'est pas chimiste, qu'une eau blanchisse ou noircisse quand on lui ajoute un réactif, pourvu qu'il sache qu'elle contient tant de sulfure de sodium par litre, et que sa température est de tant de degrés. Pour les eaux sulfureuses, ces simples indications suffisent à la direction d'une sage et prudente thérapeutique.

D'après mes recherches, qui concordent parfaitement avec celles de M. le Professeur Filhol, voici quelle est la manière dont il faut classer les diverses sources dans chacun des établissements d'Ax :

1° Au Coulonbret :

Bains doux.	*Bains moyens.*	*Bains forts.*
—	—	—
Nos 5, 6, 7, 8, 9.	Nos 3, 4, 4 *bis*. Nos 1, 2.	Bain Filhol. — Bain fort.

Lorsque dans cet établissement, le bassin et les conduits qui amènent l'eau de la Gourguette dans les baignoires n° 1 et 2, auront subi une réparation pour empêcher le mélange de cette eau avec celle d'une autre source froide et non sulfureuse, on pourra préparer dans ces deux cabinets des bains aussi sulfureux que le Bain Filhol et le Bain fort.

2o Au Breilh :

Bains doux.	*Bains forts* (FONTAN).
—	—
Depuis le No 1 jusqu'au No 13.	**Depuis le No 14 jusqu'au No 20.**

Dans cet établissement, les bains forts succèdent immédiatement aux bains doux, mais on peut, avec les bains Fontan, préparer des bains moyens. Trois sources, dont deux extrêmement abondantes, la source de la Douche, celle de l'Etuve et la source Marie, pourraient, par un aménagement bien entendu, fournir des bains beaucoup plus sulfureux que ceux du Couloubret.

L'intelligent propriétaire de cet établissement, M. Sicre, doit s'occuper prochainement d'utiliser pour les bains, ces trois sources qui restent presque sans emploi.

3o Etablissement du Teich.

Bains doux.	*Bains moyens.*	*Bains forts.*
—	—	—
Depuis le No 21 jusqu'au No 30.	**Depuis le No 1 jusqu'au No 16.**	**Bains Viguerie.**

Cet établissement est, sans contredit, le plus riche en sources de toutes qualités.

Après avoir passé en revue les établissements balnéaires, occupons-nous des sources destinées à la boisson. On pourrait aussi les diviser en douces, moyennes et fortes; cependant cela ne me paraît pas suffire complètement, et il est bon, à ce sujet, de ne pas négliger tout à fait ce qu'ont dit nos devanciers sur quelques-unes d'entre elles. Ainsi, pour eux « la Canalette passait pour être apéritive, « rafraîchissante, propre à tempérer l'effervescence et à « corriger l'acreté des humeurs. — Saint-Roch, comme « douce et apéritive. — L'eau bleue, comme diurétique, « dépurante, légèrement tonique, favorisant l'émission de « petits graviers. — Le n° 4 du Couloubret, est, dit « encore la vieille clinique, antiglaireuse, diurétique, « stimulante, fortifiant les organes digestifs et pulmo- « naires. — Le bain fort est préconisé dans les affections « de poitrine, surtout dans les catarrhes invétérés, et est « fort utile dans les maladies scrofuleuses et cutanées, les « maladies articulaires, et les indurations commençantes « de l'utérus. — L'Etuve (Couloubret), plus active, très « diaphorétique, éminemment détersive, hâte la cicatrisa- « tion des plaies et des ulcères, tant internes qu'externes. « — L'eau des Canons, très énergique, très expansive, est « salutaire aux ictériques; on la coupe avec d'autres bois-

« sons; l'asthme humide, les affections catarrhales chroni-
« ques du poumon, les dartres rebelles, s'en trouvent
« bien. — La Petite sulfureuse du Breilh convient mieux
« aux bronchites chroniques, aux dyspepsies. »

Telles sont les idées qui, de nos jours encore, ont cours chez quelques praticiens. Je suis loin de vouloir les détruire et d'essayer de combattre des opinions qui pourraient sembler un préjugé tout d'abord, mais qui cependant doivent renfermer quelque chose de vrai. Si nous avons sur nos devanciers de grands avantages par nos moyens d'expérimentation, ils n'en sont pas moins nos maîtres dans l'art d'observer, et pour cela nous devons, en partie, respecter leurs conseils.

Ce que je puis avancer en toute assurance, c'est que certaines sources d'Ax sont mieux supportées les unes que les autres. La Petite sulfureuse de l'établissement Sicre, par exemple, m'a paru jusqu'ici être la source qui convient le mieux aux estomacs fatigués et aux tempéraments naturellement délicats. Les jeunes filles aux pâles couleurs, que j'ai eu bien souvent occasion d'envoyer à cette source, se sont parfaitement trouvées de son usage. Un très grand nombre d'entre elles, qui n'avaient pu supporter l'eau de quelques autres buvettes, regardées dans ces cas comme les plus efficaces, ont pu boire d'une manière continue l'eau de la Petite sulfureuse, sans que leur estomac, dérangé pendant l'usage des deux précédentes sources, ait eu à souffrir de ce changement.

L'eau bleue du Teich, comme probablement toutes les eaux dégénérées, m'a paru mériter la réputation que lui ont fait nos anciens, d'être diurétique et favorisant l'émission de petits graviers. Il ne faudrait pas croire cependant, comme je l'ai entendu dire à certaines personnes, que cette source puisse remplacer les eaux de Vichy. C'est vouloir porter un peu trop haut ses qualités, excellentes du reste.

CHAPITRE III.

Température des eaux d'Ax.

De toutes les observations faites jusqu'ici sur le degré de chaleur des eaux d'Ax, il résulte, comme de nombreux savants l'ont montré dans d'autres stations sulfureuses, que le thermomètre donne des indications variant suivant la saison, et souvent aussi suivant les observateurs. Il n'est pas étonnant qu'à Ax, où les sources sont mal captées, au milieu d'alluvions, et dans le voisinage de plusieurs rivières, on ait observé des variations fréquentes dans les indications fournies par le thermomètre. Plusieurs sources sont, en effet, pénétrées par les eaux pluviales ou par l'eau des torrents à l'époque des fortes crues, et en même temps que leur volume augmente, on peut suivre l'abaissement de leur température et une diminution dans leur richesse en sulfure. Pour deux sources cependant, j'ai pu, pendant l'hiver, à l'époque de la fonte des neiges, constater une élévation de température bien évidente. Pour l'une de ces sources, celle du Rossignol supérieur, la température s'est élevée de 0°,7, et pour la seconde, la source Hardy au Breilh, l'augmentation dans le calorique a été de 1°.

Mais des changements bien plus notables se sont passés dans les sources d'Ax depuis que, pour la première fois, elles furent examinées par le médecin Pilhes. Le tableau suivant, dans lequel je fais entrer les résultats obtenus par plusieurs chimistes, va donner une idée de ces variations.

Nom des Sources.	Température.	Nom des auteurs.	Année de l'observation.
Rossignol supérieur...	74°,50	Fonton.	1835
—	71°,80	Forbes.	1835
—	73°	Gintrac.	1841

Nom des Sources.	Température.	Nom des auteurs.	Année de l'observation.
Rossignol supérieur...	74°,50	Roux.	1842
—	77°	Lambron.	1851
—	77°,50	Filhol.	1853
—	77°,20	Garrigou.	1861 (été).
—	77°,80	—	1862 (hiver).
Rossignol inférieur...	76°,2	Pilhes.	1786
—	76°,7	Garrigou.	1861 (été).
—	76°,2	—	1862 (hiver).
Canons............	76°,1	Pilhes.	1786
—	76°,60	Forbes.	1835
—	75°	Gintrac.	1841
—	75°,50	Roux.	1842
—	75°,40	Filhol.	1853
—	75°,20	Garrigou.	1861 (été).
—	75°,40	—	1862 (hiver).
Etuve Coul[et] (à droite)	70°	Pilhes.	1786
—	66°,80	Filhol.	1853
—	68°,70	Garrigou.	1861 (été).
—	64°	—	1862 (hiver).
Idem (vis-à-vis)......	65°	Pilhes.	1786
—	65°	Filhol.	1853

Nom des Sources.	Température.	Nom des auteurs.	Année de l'observation.
Etuve (vis-à-vis).....	67°,2	Garrigou.	1861 (été).
—	65°,2	—	1862 (hiver).
Eau Majeure........	48°,7	Pilhes.	1786
—	52°	Filhol.	1853
—	46°,2	Garrigou.	1861
Bain fort...........	43°,7	Pilhes.	1786
—	44°,9	Garrigou.	1861 (été).
—	40°,2	—	1862 (hiver).
Bain Filhol.........	43°,80	Filhol.	1853
—	40°,4	Garrigou.	1862
Gourguette.........	36°,2	Pilhes.	1786
—	42°,2	Garrigou.	1861

Presque tous ces résultats ont été pris au griffon.

On le voit donc, d'après le tableau précédent, il y a eu depuis 1786 jusqu'en 1862, une variation très notable dans les températures de certaines sources, puisque nous trouvons, d'un côté, une perte maximum de 6°, et de l'autre une augmentation maximum de 6° également.

Il sera curieux de renouveler ces observations de température lorsque les sources d'Ax seront captées d'une manière convenable, pour savoir si on n'arrive pas à des résultats différents de ceux que je viens d'indiquer.

Voici maintenant le tableau comparatif des températures que j'ai observées à deux époques différentes de l'hiver et de l'été (1).

(1) Ces températures ont été prises avec un thermomètre étalon de chez M. Fastré, marquant les cinquièmes de degré et sur lequel les dixièmes étaient facilement appréciables.

TEICH.

Nom des Sources.	Eté.		Hiver.	
	Température.	Pression atm.	Température.	Pression atm.
Pompe	28°,2	0,695	24°,6	
Bassin N° 4 (au griffon	60°,2	0,694		
— (au robinet)	54°			
Bassin N° 6 ou Eau bleue	48°,8	0,694	39°,8	0,697
Pyramide	68°		67°,6	0,695
Bain Astrié (chaud)	49°,6	0,695		
— (froid)	37°,5	0,695		
Viguerie (au griffon)	73°,5	0,695	73°,5	
— refroidie	33°,4	0,696		
Buvette Isabelle (griffon)			51°,4	0,697
Buvette Jeanne (griffon)	50°,9	0,698		
Saint-Roch (à droite)	46°,8	0,686		
Source Quod (au griffon)	65°,6	0,690		
Puits Orlu N° 1	48°,8	0,699		
— N° 2	57°,9	0,699		
— N° 3	61°,2	0,699		

COULOUBRET.

Nom des Sources	Été.		Hiver.	
	Température.	Pression atm.	Température.	Pression atm.
Gourguette (au griffon)....	42°,2	0,691		
N° 4 (au griffon)........	40°,8	0,689		
Rougerou et Basse........	23°,5	0,701		
Douche................	41°,2	0,701		
Montmorency (au griffon)..	26°,2	0,695		
Bain fort (au griffon)......	44°,9	0,695	40°,2	0;697
— à la buvette......	44°,9	0,697		
Eau Majeure (au griffon)...	46°,2	0.689		
Eau froide du Bain fort....	25°	0,697		
Bain Filhol.............	43°,8		40°,4	0,697
Etuve (source vis-à-vis)....	67°,2	0,691	64°	0,693
— (source à droite)....	68°,7	0,691	65°,2	0,693
Source du Mystère........	46°	0,692		
Source Lafont-Gouzy......	47°,2	0,692		

BREILH.

Nom des Sources.	Été.		Hiver.	
	Température.	Pression atm.	Température.	Pression atm.
Fontan	51°,3	0,694		
Fontan refroidi 12 heures..	34°	0,697		
Petite sulfureuse...........	45°			
Pyramide (au griffon).....			68°	0,695
Source des Nos 1, 2, 3.....	45°			
— No 4..........	40°,8			
— Nos 5, 6.......	38°			
— Nos 9, 10......	29°			
— 11, 12, 13.....	43°			
Source Marie (au griffon)..	56°,1	0.692		
Source Hardy (Etuve) griff.	62°,2	0,695	63°,2	0,696

VOIE PUBLIQUE.

Nom des Sources.	Été. Température.	Été. Pression atm.	Hiver. Température.	Hiver. Pression atm.
Coustou (à droite)........	39°		37°	0,697
Rossignol supérieur (griffon)	77°,1	0,691	77°,8	0,697
— inférieur........	76°,7	0,691	76°,2	0,693
Canons..................	75°,2	0,691	75°,4	0,686
Jardin de Florence. No 1. (rivière).	56°,9	0,692		
— No 2 Id...	63°,2	0,693		
— No 3 Id...	63°,2	0,693		
— No 4 Id...	64°	0,690		
Source près le Foulon.....	51°,6	0,689		

Comme on le voit, les résultats obtenus varient quelque peu de l'été à l'hiver. Les sources étant mal captées en général, ces résultats ne peuvent pas être regardés comme rigoureusement exacts. Je crois cependant que pour les sources les plus chaudes, la vérité est bien approchée.

Quant à la cause de cette thermalité, j'admets, avec les auteurs qui ont écrit sur ce sujet, que c'est en parvenant à une certaine profondeur dans les entrailles de la terre que l'eau, chargée déjà des éléments minéralisateurs, prend une élévation de température en rapport direct avec la profondeur à laquelle elle est descendue. Si, après être parvenues à un certain niveau, ces sources parcourent dans les montagnes un trajet assez long avant d'arriver au jour, elles pourront se montrer froides, malgré leur origine primitivement chaude.

CHAPITRE IV.

Sulfuration des eaux d'Ax.

C'est au moyen du sulfhydromètre que j'ai pu apprécier la quantité de sulfure de sodium contenue dans les sources d'Ax. Les résultats que j'ai donnés sur les tableaux ci-joints sont la moyenne de neuf essais faits sur chacune des sources. Les variations ont été peu considérables dans chaque expérience ; il y a eu cependant un changement de 1 à 4 milligrammes par litre sur les sources les plus mal captées.

Ce n'est pas de la liqueur de Dupasquier que je me suis servi dans mes nombreux essais; cette solution d'iode offre de trop grandes causes d'erreurs, parfaitement connues de tous les chimistes, pour que j'aie voulu l'employer. C'est la solution aqueuse d'iode, de M. le Professeur Filhol, que j'ai mise en usage. Cette liqueur, qui contient 0gr,010 d'iode par centimètre cube, n'a, comme on l'a proclamé bien souvent, aucun des désavantages de la solution alcoolique de Dupasquier. Elle se conserve des mois entiers sans s'altérer (1). Elle ne peut pas cependant servir à prendre le degré sulfhydrométrique des sources dont la température dépasse 55° centigrades, car, à cette température, l'iodure d'amidon est décoloré, et il faut ajouter dans l'eau sulfureuse à examiner des masses d'iode pour obtenir la coloration bleue qui marque la fin de l'opération. J'indiquerai plus loin la manière dont il faut s'y prendre pour arriver, dans ce cas, à un résultat parfaitement exact.

La théorie de la sulfhydrométrie est bien simple à faire connaître. L'iode remplace, équivalents par équivalents, le soufre des sulfures en mettant le soufre en liberté et en formant un iodure. Dès que le sulfure est entièrement décomposé, la moindre quantité d'iode, ne pouvant plus

(1) Un litre de cette liqueur, que j'avais préparée à la fin du mois de juin 1861, et que j'ai examinée à la fin du mois de février 1862, n'avait rien perdu de son titre.

se combiner, se trouve en excès, et peut colorer en bleu les quelques gouttes de solution d'amidon ajoutées au liquide. Ainsi, le moment où la coloration bleue apparaît est le signe certain de l'entière décomposition du sulfure. Quelques calculs bien simples, que nous allons bientôt exposer, font connaître la richesse de l'eau en sulfure.

Voyons maintenant comment on procède à un essai sulfhydrométrique simple. Il faut être muni d'une éprouvette graduée, mesurant au moins un quart de litre, d'une capsule de porcelaine, contenant un peu plus que cette quantité de liquide, d'un agitateur de verre, et de la burette graduée qui porte le nom de sulfhydromètre. Avec cela il faut la liqueur titrée d'iode, et une solution fraîche d'amidon. Pour opérer, on remplit d'abord le sulfhydromètre de liqueur titrée jusqu'au 0, de manière à ce que la partie convexe de la surface du liquide touche exactement le trait indiquant le 0. On verse dans la capsule de porcelaine quelques gouttes de la solution d'amidon, puis on mesure bien exactement, au griffon même de la source, un quart de litre de l'eau sulfureuse dont on veut connaître la richesse en sulfure, et on l'ajoute à la solution d'amidon dans la capsule de porcelaine. On fait alors tomber goutte à goutte la liqueur iodée dans l'eau sulfureuse, en agitant légèrement avec la baguette de verre, et dès que la coloration bleue apparaît d'une manière constante, on arrête l'opération. On lit le nombre de petites divisions employées au sulfhydromètre, et à ce nombre de divisions correspondent autant de milligrammes d'iode. Comme d'avance on a calculé (1) à combien de sulfure de sodium correspond un milligramme d'iode, il est facile de savoir, en multipliant ce nombre calculé d'avance par le nombre de divisions employées, combien il y a de sulfure de sodium dans un quart de litre d'eau, et de là dans un litre.

Donnons un exemple : On a employé 15 dixièmes de centimètre cube, ou 15 petites divisions de liqueur iodée, pour un quart de litre d'eau sulfureuse; la quantité de sulfure de sodium correspondante s'obtient en multipliant 0,000309 par 15, ce qui donne 0,004635. Sur un litre, il y aura 0,004635 × 4 = 0017540 de *Na*S.

Deux causes d'erreur doivent être signalées dans ces essais faits sur les eaux sulfureuses alcalines, et dont l'alcalinité est due, comme à Ax et à Luchon par exemple, à des carbonates et à des silicates alcalins.

1° Lorsqu'on n'examine pas l'eau au griffon même, comme l'a signalé M. le Professeur Filhol, et comme j'ai

(1) On trouve, par le calcul, que 1 milligramme d'iode équivaut à 0gr,000309 de sulfure de sodium. En effet, en comparant équivalent par équivalent l'iode et le sulfure de sodium, on a :

$$\frac{1575}{487} = \frac{0,001}{x} \text{ d'où } x = \frac{0,001 \times 487}{1575} = 0,000309.$$

pu moi-même m'en assurer sur plusieurs sources d'Ax, il peut, par suite du contact de l'air, se former des polysulfures qui, par leur présence, doivent causer, dans les essais sulfhydrométriques, des erreurs fort considérables. Supposons, en effet, le cas le plus simple, celui d'un bisulfure ; on a :

$$S^2Na + I = NaI + S^2.$$

Dans ce cas, l'iode déplace deux équivalents de soufre et on n'en compte jamais qu'un ; on commet donc une erreur de 50 p. %.

Il faut, d'après cela, de toute nécessité, faire les essais au griffon même, avant que l'air ait pu exercer son action sur l'eau.

2° Comme le savait Dupasquier, et comme l'a parfaitement prouvé M. Filhol, les silicates et les carbonates alcalins absorbent aussi de l'iode lorsqu'on les met en contact avec une solution de ce métalloïde. Voilà une seconde cause d'erreur contre laquelle il faut se mettre en garde.

Dupasquier avait proposé, pour se débarrasser des sels alcalins qui gênent dans l'opération dont je m'occupe, de les saturer par l'acide acétique. Mais cet acide détruit aussi le sulfure après avoir saturé les sels alcalins, et comme il est impossible de saisir le moment où la saturation de ces sels est terminée et où la décomposition du sulfure commence, afin de pouvoir arrêter l'effet de l'acide, il s'ensuit que ce moyen doit être rejeté comme donnant des résultats faux.

M. le professeur Filhol a conseillé, pour décomposer ces sels alcalins des eaux sulfureuses, l'emploi du chlorure de Baryum, qui n'absorbe pas la moindre quantité d'iode. Ce n'est qu'après de nombreux essais qu'il s'est arrêté à l'usage de ce réactif.

« Si l'on fait dissoudre, dit-il, 0gr,100 de carbonate « de soude anhydre dans un litre d'eau, qu'on y verse « de l'amidon, et qu'on y ajoute ensuite de la teinture « d'iode, on trouvera que l'eau ainsi préparée absorbe « environ 0gr,007 d'iode. On pourrait croire, d'après cela, « que si l'on mêle cette quantité de carbonate de soude « avec une eau sulfureuse dont le degré sulfhydrométrique « est connu, on pourra prévoir le nouveau titre de l'eau « sulfureuse alcaline; mais il n'en est pas ainsi, le nou- « veau titre est bien supérieur à celui qui résulte de l'ad- « dition des deux titres isolés, et la quantité de carbonate « de soude qui, lorsqu'elle était seule, n'absorbait que « 0gr,007 d'iode, en absorbe 0gr,030, lorsqu'elle est mêlée « à un sulfure alcalin; il en est de même quand on subs- « titue le silicate de soude au carbonate.

« L'erreur que peut faire commettre la présence de ces « sels dans une eau sulfureuse est donc plus grande qu'on « ne l'aurait prévu. »

M. Pean de Saint-Gilles a donné l'explication de ce phénomène annoncé par M. Filhol. Il a remarqué que, sous l'influence de l'alcalinité de certains sels, les sulfures et les hyposulfites traités par l'iode étaient suroxydés, et qu'il se formait toujours d'une manière notable de l'acide sulfurique ou d'acide tétrathionique par l'action directe de l'iode. Les proportions de ces nouveaux composés augmentent avec les quantités d'iode employées.

Les eaux d'Ax, malgré leur titre d'alcalinité fort élevé, se sont conduites comme celles de Luchon, c'est-à-dire que la différence des titres sulfhydrométriques, avant comme après l'addition du chlorure de Baryum n'était pas très grande. Elle a varié dans mes expériences, après l'effet du réactif barytique, entre 2 à 12 divisions par litre.

Le chlorure de Baryum, préparé quelquefois avec de l'acide chlorhydrique qui n'est pas pur, contient des traces de chlorure de fer, qui, en contact avec l'eau sulfureuse, donne un léger louche noirâtre. Cela ne fait rien à l'essai, car le sulfure de fer est aussi décomposé par l'iode, et la quantité de soufre employé à produire ce sulfure est, à son tour, déplacé par l'iode. Les résultats que j'ai obtenus avec du chlorure de Baryum pur et avec le même sel contenant de petites quantités de chlorure de fer ont été identiques.

Pour faire un essai sulfhydrométrique exact, il faut

donc opérer au griffon ou le plus près possible du griffon, avoir le soin d'ajouter dans l'eau sulfureuse une petite quantité de chlorure de Baryum, et prendre le degré sulfhydrométrique le plus promptement possible pour éviter l'évaporation et la destruction du sulfure à l'air libre.

Examinons maintenant la manière dont on doit procéder dans les cas où les eaux à examiner ont une température qui dépasse 65°. C'est d'une solution titrée d'iodure d'amidon qu'il faut alors se servir, et c'est dans cette solution qu'on doit verser l'eau sulfureuse. La théorie est, au fond, la même que dans le cas précédent : le sulfure de sodium décompose l'iodure d'amidon, et la coloration bleue de cet iodure étant détruite peu à peu, annonce, par sa disparition complète, la fin de l'opération (1).

Prenons un exemple pour indiquer le mode opératoire : On mesure 50cc d'une solution titrée d'iodure d'amidon (2),

(1) Ce procédé m'a bien des fois servi comme moyen de vérification du premier; les deux résultats ont toujours parfaitement concordé.

(2) Pour titrer une solution d'iodure d'amidon, on peut employer plusieurs procédés; voici celui que je trouve le plus commode, puisqu'il n'exige pas l'emploi de la balance, pourvu qu'on ait une solution aqueuse d'iode titrée d'avance. On prend une quantité quelconque, mais peu considérable, pour que l'essai soit plus sensible et, par suite, plus exact, d'hyposulfite de soude qu'on fait dissoudre dans une quantité quelconque d'eau distillée. On fait la solution d'iodure d'amidon en quantité indéterminée aussi, mais de manière à ce qu'elle soit

que l'on verse dans une capsule de porcelaine. Supposons que le titre de cette solution soit de 0gr,000365 d'iode par centimètre cube de liquide. Dans 50cc il y aura 0,000365×50 d'iode = 0gr,018250.

Il a fallu 148cc d'eau sulfureuse pour décolorer cette quantité de 50cc d'iodure d'amidon, et, par suite, pour absorber 0,018250 d'iode.

fort étendue, ce qui donne plus de sensibilité à l'opération et plus d'exactitude dans les résultats. On a le soin de filtrer la solution d'iodure jusqu'à ce qu'elle passe bien claire. Cela fait, il faut mesurer une certaine quantité d'hyposulfite, soit 150 centimètres cubes cette quantité. On fait sur ce liquide, avec la liqueur titrée d'iode, un essai sulfhydrométrique simple, qui donne, par litre, 0gr,080 d'hyposulfite, par exemple; ce titre connu, on mesure 100cc de la liqueur d'iodure d'amidon, qu'on verse dans une capsule de porcelaine; on remplit une burette, graduée par dixième de centimètre cube, de la liqueur d'hyposulfite qu'on vient de titrer, et l'on en verse goutte à goutte, en agitant avec une baguette de verre, dans la solution d'iodure d'amidon, jusqu'à ce qu'elle soit décolorée. On lit alors le nombre de divisions employées, soit 25cc. Ces 25cc contiennent, d'après ce que nous venons de voir plus haut, 0gr,002000 d'hyposulfite, qui correspondent à 0gr,007150. Puisque dans 100cc d'iodure d'amidon il y a 0gr,007150 d'iode, dans 1cc il y en a 0gr,000071. Pour savoir à combien de sulfure de sodium correspond cette quantité d'iode, il faut comparer équivalent par équivalent, et poser l'équation suivante :

$$\frac{1575}{487} = \frac{0,000071}{x} \text{ d'où } x = \frac{0,000071 \times 487}{1575} = 0^{gr},000021.$$

C'est-à-dire que la solution d'iodure d'amidon qu'on a titrée, contient par centimètre cube 0gr,000071 d'iode, qui correspond à 0gr,000021 de sulfure de sodium.

Puisque 148^{cc} ont absorbé 0,018250 d'iode,

$$1^{cc} \text{ absorbera } \frac{0,018250}{148}$$

$$\text{et } 1000^{cc}\text{, ou un litre, absorberont } \frac{0,018250 \times 1000}{148}$$

$$= \frac{18,250}{148} = 0^{gr},123310 \text{ d'iode.}$$

Puisque un équivalent d'iode, ou 1575, peut décomposer un équivalent de sulfure de sodium, ou 487, $0,^{gr}123310$ d'iode ont décomposé dans l'opération x de sulfure de sodium. C'est-à-dire qu'on a :

$$\frac{1575}{487} = \frac{0,123310}{x} \text{ d'où } x = \frac{0,123310 \times 487}{1575} = 0,038130$$

Il y a donc 0,038130 de sulfure de sodium par litre.

Il n'est pas inutile, dans ce cas, d'ajouter un petite quantité de chlorure de Baryum dans le liquide titré qu'on emploie, car lorsque ce liquide n'est pas très étendu, il faut y verser plusieurs burettes d'eau sulfureuse, et les carbonates et silicates alcalins, en absorbant eux aussi une certaine quantité d'iode, empêcheraient d'arriver à un titre exact.

Ce n'est qu'en employant ces deux moyens combinés qu'on peut arriver à connaître la quantité exacte de sulfure

4

contenu dans les sources sulfureuses. Je dis quantité exacte, parce que toutes les fois qu'on évite les causes d'erreurs que j'ai indiquées, on doit arriver à des résultats dans lesquels on ne peut se tromper que sur des décimales fort reculées, et, par suite, les erreurs sont parfaitement négligeables dans les résultats d'analyses faites ainsi.

D'après mes recherches, il est clair qu'il se passe à Ax le même phénomène que M. Filhol a signalé à Luchon, c'est-à-dire que la sulfuration n'est pas constante, et qu'elle varie suivant les jours, suivant l'état de l'atmosphère, et suivant les années.

Ce ne sera que lorsque j'aurai fait de très nombreux essais sur chacune des principales sources d'Ax, que je ferai connaître les variations dans tous ces résultats. Je puis cependant déjà dire quelques mots de ces curieux changements, d'après les expériences que j'ai pu faire pendant trois mois et demi environ. J'ai remarqué, pour certaines sources, que les pluies en abaissent très vite la température, et en diminuent sensiblement le degré sulfhydrométrique. La fontaine gauche du Coustou, par exemple, après un jour de pluie, voit sa température s'abaisser de 5° ou 6°, et sa sulfuration perdre jusqu'à 100 %. Il est probable que c'est une infiltration et un mélange direct des eaux pluviales avec l'eau sulfureuse qui occasionne une pareille perte.

Plusieurs sources se comportent, comme celle du Coustou, à cause du peu de soin qu'on a mis à les capter. Sur celles dont la captation est assez bien faite, on trouve aussi des variations de 2 à 4 degrés sulfhydrométriques, variations qui rentrent dans la même catégorie que celles subies par les eaux de Luchon.

En comparant les résultats obtenus à Ax par M. le Professeur Filhol avec ceux qu'ont fournis nos recherches, on voit bien vite qu'ils ne diffèrent que par des quantités minimes. Cependant, les proportions de sulfure que j'ai fait connaître sont légèrement inférieures à celles obtenues par M. Filhol (1). Si on compare aussi mes résultats de l'été de 1861 à ceux de l'hiver de 1862, on voit que ceux de l'été étant plus faibles que ceux avancés par M. le professeur Filhol, ceux qui ont coïncidé avec le commencement de mon séjour à Ax en hiver, sont encore moindres que ceux recueillis en été. Ce ne sont que les résultats obtenus vers la fin de mon séjour d'hiver à Ax, qui indiquent une sulfuration plus grande.

Le tableau suivant donnera une idée de ce qui s'est passé :

(1) Les liqueurs titrées, qui ont servi dans mes recherches, peuvent être regardées comme identiques à celles dont s'est servi M. Filhol, car c'est dans le laboratoire et sous les yeux de ce savant professeur que j'ai titré ces liqueurs.

	GARRIGOU.			FILHOL.
	Sécheresse. — NaS par litre.	Sécheresse plus forte. — NaS par litre.	Neige et Dégel. — NaS par litre.	Après saison pluvieuse. — NaS par litre.
Couloubret.				
Bain Filbol..........	0g,0173	0g,0123	0g,0197	0g,0196
Bain Fort...........	0g,0148		0g,0160	0g,0178
Teich.				
Source Viguerie......	0g,0200	0g,0161	0g,0191	0g,0284
Grande Pyramide.....	0g,0148	0g,0164	0g,0189	0g,0221
Source St-Roch (à droite)	0g,0148	0g,0135	0g,0185	0g,0184
Source Isabelle.......	0g,0061		0g,0185	0g,0184
Breilh.				
Petite sulfureuse......	0g,0173	0g,0173	0g,0210	0g,0184
Source Fontan.......	0g,0197	0g,0185		0g,0221
Sources publiques.				
Canons.............	0g,0210	0g,0170	0g,0264	0g,0270
Rossignol supérieur...	0g,0218	0g,0169	0g,0204	0g,0270

Voici maintenant dans quelles circonstances ont été faites les expériences dont le tableau précédent résume une partie des résultats. M. le professeur Filhol est venu examiner les eaux d'Ax vers la fin d'une saison très pluvieuse, à la fin du printemps. Mes recherches de l'été de 1861 ont été faites après une grande sécheresse; la pluie n'était pas tombée depuis plusieurs mois. Mes dernières recherches, en 1862, ont coïncidé avec la continuation de de la sécheresse de 1861, et ce n'est que vers le milieu de mon séjour à Ax, pendant l'hiver de 1862, que la neige et la pluie sont tombées en abondance. Ainsi donc, comme on le voit, c'est avec une grande sécheresse qu'ont coïncidé les degrés sulfhydrométriques les plus faibles, et ce n'est qu'après les saisons pluvieuses que ces degrés sulfhydrométriques se sont élevés.

Tout ce que je viens de dire confirme ce qu'avait annoncé M. le professeur Filhol, dans son *Traité des eaux sulfureuses des Pyrénées*. Il dit, en effet, qu'il a, dans plusieurs stations sulfureuses de la chaîne des Pyrénées, trouvé les degrés de sulfuration plus élevés après les saisons pendant lesquelles la pluie était tombée en abondance qu'aux époques où la sécheresse était très grande. Ces résultats me serviront plus tard, dans un nouveau travail sur le sujet dont je m'occupe, à appuyer les idées que je me propose d'émettre sur la formation des eaux sulfurées sodiques, idées qui, du reste, ne s'éloignent pas beaucoup de celles adoptées aujourd'hui, et que l'on doit en totalité à M. Ossian Henry.

Voici le tableau des degrés sulfhydrométriques et d'alcalinité des principales sources d'Ax, avec leur température, le tout recueilli pendant l'hiver et pendant l'été :

ÉTABLISSEMENT DU

NOM DES SOURCES.	Température.	Pression.
Gourguette (au griffon)........	42°,2	0,691
Id. (à l'entrée, dans le réservoir).		
N° 4, Gaston Phœbus et Pilhes (griffon)...............	40°,8	0,689
Id. (à la grotte)..............		
Buvette Pilhes..............		
N° 5 (préparé)...............	34°,4	0,701
Rougerou et Basse (mélangés)...	23°,5	0,701
Canalette..................		
Douche....................	41°,2	0,701
Montmorency (griffon).........	26°,2	0,695
Buvette du Bain fort..........	44°,9	0,697
Bain fort (griffon)............	44°,9	0,697
Eau majeure (griffon).........	46°,2	0,689
N° 2, au Bain fort (préparé)....		
N° 4, au Bain fort (préparé)....		
Eau froide du Bain fort........	25°	0,697
Bain Filhol..................	43°,80	
Buvette Filhol...............		
Etuve (source vis-à-vis).......	67°,2	0,691
Id. (source à droite)........	68°,7	0,691
Source du Mystère...........	46°	0,692
Source Lafon-Gouzy..........	47°,2	0,692

COULOUBRET (Résultats de l'été).

Sulfuration par litre.	Sulfur. par bain.	Alcalinité par litre.	Alcalin. par bain.
0g,012973	2g,1356	0g,006945	
0,006180			
0,007416	1,4832	0,069888	14g,177600
0,004944			
0,004944			
0,002472	0,7416		
0,000000		0,043611	
0,002472		0,038513	
0,003708			
0,000000		0,041785	12,535500
0,012360			
0,014832	2,966400	0,087339	13,101350
0,017304			
0,008652			
0,003708			
0,017304	3,460800		
0,015450			
0,020081		0,086110	
0,020764		0,092894	
0,018540	3,708000	0,119529	
0,012360	2,110000	0,111128	

ÉTABLISSEMENT DU

NOM DES SOURCES.	Température.	Pression.
Buvette Pilhes.		
Bain fort.	40°,2	0,697
Bain Filhol.	40°,4	0,697
Rougerou.		
Etuve (source vis-à-vis).	64°	0,693
Id. (source à droite).	65°,2	0,693

ÉTABLISSEMENT DU TEICH

NOM DES SOURCES.	Température.	Pression.
Pompe.	28°,2	0,695
Bassin n° 4 (griffon).	60°,2	0,694
Bassin n° 4 (baignoire).	54°	
Bassin n° 6 ou Eau bleue.	48°,8	0,694
Grande Pyramide ou Douche.	68°	
Bains Astrié (eau chaude).	49°,6	
Id. (eau froide).	37°,5	
Source Viguerie (griffon).	73°,5	0,695
Id. (refroidie).	33°,4	0,696
Bain Viguerie préparé.	34°,3	0,691
Buvette Isabelle.	37°	0,687
Buvette Jeanne (griffon).	50°,9	0,698
Id. (à la buvette).	50°,9	0,698

COULOUBRET (Résultats de l'hiver).

Sulfuration par litre.	Sulfur. par bain.	Alcalinité par litre.	Alcalin. par bain.
0g,002472		0g,003603	
0,016068	3g,880300	0,048913	9g,782600
0,019776	4,155200	0,051083	10,216600
		0,033894	
0,014616		0,059903	
0,017476		0,060326	
(Résultats de l'été).			
0g,002472	0g,370800	0g,003360	1g,008000
0,017304	2,595600	0.079545	23,863500
0,009687			
0,003708	0.741600	0,065927	20,778100
0,014832		0,064570	
0,001854	0,185400	0,061932	18,588600
0,000000		0,047187	14,156100
0,020030		0,062092	18,627600
0,014214			
0,013596	4,178800		
0,006180		0,053109	
0,004326		0,086905	
0,004326		0,072986	

ÉTABLISSEMENT DU TEICH

NOM DES SOURCES.	Température.	Pression.
Saint-Roch (à droite).........	46°,8	0,686
Id. (à gauche)........		
Source Quod (griffon)........	65°,6	0,690
Source à côté Quod....		
Source Patissier............		
Puits Orlu, n° 1.............	48°,8	0,699
Id. n° 2.............	57°,9	0,699
Id. n° 3.............	61°,2	0,699

ÉTABLISSEMENT DU TEICH

Pompe.....................	24°,6	
Bassin n° 4 (baignoire)........		
Id. après fonte de neige.......		
Bassin n° 6 ou Eau bleue......	39°,8	0,697
Grande Pyramide ou Douche (grif.)	67°,6	0,695
Id. au dégel.........		
Id. le dégel continue..		
Bains Astrié (eau chaude)......	49°,6	0,695
Id. (eau froide).......	37°,5	0,697
Source Viguerie (griffon).......	73°,5	0,695
Id. au dégel......		
Id. le dégel continue		

(Résultats de l'été). — Suite.

Sulfuration par litre.	Sulfur. par bain.	Alcalinité par litre.	Alcalin. par bain.
0,g014832		0g,010970	
0,000927		0,097190	
0,023050			
0,004944			
0,001236		0,091105	
0,020090	4g,024500	0,071143	
0,019060		0,075886	
0,020807		0,073548	

(Résultats de l'hiver).

0g,002472	0g,741600		
0,004934			
0,009152		0g,054501	
0,003708	1,112400	0,054275	16g,282500
0,016413		0,045687	
0,017865			
0,018998			
0,007416	1,977600	0,056034	16,810200
0,002472		0,062110	
0,016113		0,050692	10,138400
0,018480			
0,019137	3,00600		

ÉTABLISSEMENT DU TEICH

NOM DES SOURCES.	Température.	Pression.
Eau Viguerie serpentinée.		
Id. dans une baignoire depuis 15 heures................		
Eau Viguerie chaude, dans la baignoire depuis 15 heures...		
Buvette Isabelle (griffon).	51°,4	0,697
Buvette Jeanne..............		
Id. au dégel.		
Saint-Roch (à droite).........		
Id. au dégel.........		
Id. le dégel continue. ..		
Saint-Roch (à gauche).		
Puits Orlu, n° 1............		
Id. n° 2...........		

ÉTABLISSEMENT DU BREILH

NOM DES SOURCES.	Température.	Pression.
Source Fontan..............	51°,3	0,694
Bain Fontan refroidi 12 heures..	34°	0,697
Bain Fontan préparé.....	34°	0,697
Fontan, 15 jours après le départ des baigneurs............		
Petite sulfureuse............	45°	
Pyramide ou Douche..........		

(Résultats de l'hiver). — Suite.

Sulfuration par litre.	Sulfur. par bain.	Alcalinité par litre.	Alcalin. par bain.
0g,011124			
0,002472			
0,004944			
0,018540			
0,004944			
0,006180			
0,013596			
0,014596		0g,007183	
0,018540			
0,004934			
0,016078			
0,013492			
(Résultats de l'été).			
0g,014832		0g,067699	
0,001236	0g,370800		
0,003090	0,927000	0,083009	24g,902700
0,019776			
0,017304		0,098858	
0,020757			

ÉTABLISSEMENT DU BREILH

NOM DES SOURCES.	Température.	Pression.
Eau bleue (Pyramide et n° 6), griffons.		
Source des n°s 1, 2, 3.	45°	
Source n° 4.	40°,8	
Source des n°s 6 et 5.	38°	
Source des n°s 11, 12, 13.	43°	
Source Marie (lavoir).	56°,1	0,698
Source Hardy ou de l'Etuve (grif.)	62°,2	0,695
Source des n°s 9, 10.	29°	
Eau froide du torrent.		

ÉTABLISSEMENT DU BREILH

NOM DES SOURCES.	Température.	Pression.
Source Fontan.		
Petite Sulfureuse.		
Id. au dégel.		
Id. le dégel continue.		
Pyramide ou Douche.	68°	0,695
Bassin n° 6 (griffon).		
Source Marie (lavoir).		
Source Hardy (étuve).		
Id. (griffon).	63°,2	
Id. 24 h. après l'ouverture.		

(**Résultats de l'été**). — Suite.

Sulfuration par litre.	Sulfur. par bain.	Alcalinité par litre.	Alcalin. par bain.
0g,003090			
0.00100	0g,030000		
0,002472	0,365800		
0,001545	0.231750	0g,068019	
0,00100	0,030000	0,080093	
0,018861	2,829650	0,084148	
0,009247		0,091318	18g,263600
0,001296	0,194400	0,091023	
0,000000		0,041785	6,267750

(**Résultats de l'hiver**).

Sulfuration par litre.	Sulfur. par bain.	Alcalinité par litre.	Alcalin. par bain.
0g,018540	2g,781000	0g,023310	4g,662000
0,017304		0,058534	
0,019692			
0,021012			
0,018699	3,739800	0,042804	8,560800
0,005742	1,722600		
0,015763			
0,002610			
0,011800	1,770000	0,058527	11,708734
0,009925			

SOURCES SITUÉES SUR LA VOIE

NOM DES SOURCES.	Température.	Pression.
Coustou (à droite)............	39°	
Id. (à gauche)...........		
Coustou (à droite),, après pluie..		
Id. (à gauche), après pluie.		
Rossignol supérieur...........	77°,1	0,691
Rossignol inférieur	76°,7	0,691
Canons (canelle de gauche)....	75°,2	0,691
Source aux yeux.............		
Source Florence n° 1, dans la rivière..................	56°,9	0,692
Id. n° 2, Id....	63°,2	0,693
Id. n° 3, Id....	63°,2	0,693
Id. n° 4, Id....	64°	0,690
Source près la roue du foulon...	51°,6	0,689

PUBLIQUE (Résultats de l'été).

Sulfuration par litre.	Sulfur. par bain.	Alcalinité par litre.	Alcalin. par bain.
0g,016686		0g,075771	
0,013596		0,079766	
0,017304			
0,007416			
0,021827			
0,024534		0,092557	9g,383550
0,021019		0,092548	9,382200
0,002472		0,071000	
0,011714		0,097939	19,587800
0,011714		0,097939	
0,013839		0,095051	
0,014398		0,094372	
0,001236		0,117850	23,570000

SOURCES SITUÉES SUR LA VOIE

NOM DES SOURCES.	Température.	Pression.
Coustou (à droite)............		
Id. (à droite), au dégel....	37°	0,697
Id. (à droite), Id. continue.		
Coustou (à gauche)...........		
Id. (à gauche), au dégel...		
Id. (à gauche), Id. continue.		
Rossignol supérieur (griffon)....	77°,8	0,697
Id. au dégel........	77°,8	0,697
Id. le dégel continue.		
Rossignol inférieur	76°,2	0,693
Id. au dégel........		
Id. le dégel continue.		
Id. Id.......	76°,2	0,688
Canons (cannelle de gauche)....		
Id. au dégel	74°,8	0,693
Id. le dégel continue.......		
Canons (griffon)..............	75°,4	0,686

PUBLIQUE (Résultats de l'hiver).

Sulfuration par litre.	Sulfurat. par bain.	Alcalinité par litre.	Alcalin. par bain.
0g,016068			
0,018540		0g,054449	
0,018540			
0,006180			
0,003708		0,026368	
0,004944			
0,016924		0,053463	8g,019450
0,019371			
0,020481	2g,721500		
0,017098		0,045502	6,825300
0,018691			
0,019141			
0,019608	2,941400		
0,017041		0,044843	
0,018691			
0,018696			
0,026447	3,967000	0,048766	7,314900

Pour obtenir les quantités d'hyposulfites et de sulfites contenues dans les eaux d'Ax, je me suis servi du procédé de M. Filhol. J'ai désulfuré 1/4 de litre d'eau sulfureuse par l'acétate de zinc; le précipité de sulfure de zinc était jeté avec l'eau sur un filtre. Les hyposulfites et les sulfites que l'acétate de zinc ne précipite point, et qui restent solubles, traversaient le filtre avec l'eau, et c'est dans cette eau ainsi dépourvue de sulfures que j'ai recherché, à l'aide du sulfhydromètre, les quantités de ces sels. La différence entre les degrés sulfhydrométriques, avant la désulfuration et après cette opération, donnait la quantité d'hyposulfite et de sulfite, ainsi que celle de sulfure qui revenait à chaque source.

Comme on peut le voir par le tableau suivant, je suis arrivé à des résultats fort curieux, puisqu'ils prouvent l'existence manifeste d'une assez grande proportion d'hyposulfite et de sulfite, quantités plus grandes dans les eaux dégénérées que dans les autres. Ce fait est aussi fort intéressant au point de vue thérapeutique, car il indique quelles sont les sources qu'il faudra employer de préférence, dans les cas où il sera nécessaire d'introduire dans la circulation des sels ayant le pouvoir de rendre solubles des composés qui ne l'étaient pas.

Résultats obtenus après la désulfuration de certaines sources.

Nom des Sources.	QUANTITÉ DE sulfite ou d'hyposulfite par litre.
Source Viguerie (au griffon)...............	0g,000927
Grande Pyramide du Teich (au griffon)......	0,000927
Source de l'eau bleue du Teich (en hiver)....	0,002472
Bassin n° 4 du Teich......................	0,003708
Buvette Saint-Roch (à droite).......	0,001854
Coustou (à droite)	0,002472
Coustou (à gauche)	0,002472
Canons..................................	0,002472
Rossignol supérieur......................	0,003708
Rossignol inférieur......................	0,002472
Buvette Jeanne..........................	0,002472
Buvette Isabelle (au griffon)...............	0,002472
Eau bleue du Teich (en été)	0,001236
Petite sulfureuse du Breil.................	0,001854
Source Fontan au Breil	0,001854
Fontaine Patissier au Teich...............	0,002472
Source aux yeux	0,001236

CHAPITRE V.

Eau sulfureuse refroidie.

Le manque de sources sulfureuses froides dans la station d'Ax est d'un grand inconvénient pour la préparation convenable des bains. On est obligé d'ajouter, en général, à l'eau sulfureuse chaude, l'eau froide du torrent, pour avoir des bains à une température qu'on puisse supporter, ou bien on laisse refroidir l'eau chaude pendant douze heures dans les baignoires, et ce sont là deux causes de pertes considérables dans la sulfuration. On a eu alors l'heureuse idée, et c'est, je crois, au docteur Viguerie, de Toulouse, qu'on doit cette bonne création, de faire passer, à l'établissement du Teich, l'eau de la source la plus chaude et la plus sulfureuse dans un serpentin constamment recouvert par une eau froide et courante. On a ainsi, dans cet établissement, une eau refroidie et encore très riche en sulfure, ce qui permet de donner des bains bien plus sulfureux que partout ailleurs.

Les autres établissements pourraient, en établissant aussi un serpentin, donner des bains tout aussi sulfureux que ceux que l'on prépare au Teich. Les bains Sicre surtout se trouveraient dans d'excellentes conditions pour gagner ce qu'ils n'ont pas encore. La source de la Pyramide, qui ne sert actuellement qu'à donner l'eau aux douches, pourrait, à cause de sa position bien élevée au-dessus de l'établissement être facilement conduite dans des tuyaux que refroidirait l'eau du bassin d'agrément du jardin. Cette source, ayant un degré élevé de sulfuration, est précieuse pour l'intelligent propriétaire, qui ne tardera pas, à coup sûr, à la conduire refroidie dans les cabinets de ses Bains forts.

Quant à l'établissement du Couloubret, le point d'émergeance de ses sources est très peu élevé, et il serait difficile d'y établir un serpentin. Les sources de cet établissement n'étant pas, du reste, très chaudes, le mélange d'eau froide est, par suite, peu abondant, et on peut, à la rigueur, s'y passer de cet appareil.

Le serpentin des bains Viguerie, formé par un tuyau de plomb de très gros calibre, prend l'eau sulfureuse immédiatement au griffon, situé dans le premier cabinet de cet établissement, et la conduit à travers un ruisseau où l'on fait passer constamment un abondant courant d'eau détourné de la rivière. Là, ce tuyau, après avoir été contourné de mille manières, pour augmenter la durée du contact avec l'agent réfrigérant, conduit cette eau, lorsqu'on le veut, dans un bassin où l'on en fait provision. Mais sa destination principale est d'être amenée dans chaque baignoire par un robinet spécial. Ce serpentin, quoique pouvant fournir de l'eau refroidie et fortement sulfureuse, ne donne pas cependant un résultat aussi complet qu'on pourrait l'espérer. Sa construction est défectueuse, et les remarques que nous allons faire à ce sujet nous amèneront à donner la description d'un serpentin bien établi.

Dans cet appareil du bain Viguerie, le calibre du tuyau est beaucoup trop grand, et la quantité d'eau qui passe est insuffisante pour le remplir exactement. Aussi l'air peut-il circuler avec trop de facilité, entre la surface de l'eau et la parois supérieure du conduit. La présence de l'air et le refroidissement de l'eau laissent la barégine se former et se déposer à la longue. Cette barégine empêche quelquefois, lorsqu'elle existe en trop grande quantité, l'écoulement continu de l'eau, et quelquefois aussi on la voit sortir du robinet par masses blanchâtres. Sur plusieurs points de son parcours, le tuyau qui forme ce serpentin est recouvert par des détritus terreux qui empêchent le contact direct de l'eau froide, et, par suite, le refroidissement suffisant de l'eau sulfureuse. Ces deux défauts sont donc cause qu'il arrive dans les baignoires de l'eau qui n'est pas toujours assez refroidie, et qui, avec cela, a perdu une grande partie de sa sulfuration, qu'elle aurait pu conserver si l'air n'avait pas circulé avec elle dans le tuyau.

D'après ces détails, nous pouvons voir quelles conditions doit remplir un serpentin, pour qu'il fonctionne d'une manière convenable et régulière. Il faut que le tuyau employé soit d'un calibre bien égal, et que l'eau puisse le remplir constamment d'une manière bien exacte. On évitera ainsi la pénétration de l'air, la décomposition du sulfure et la formation de la barégine. Ce serpentin doit avoir de plus la pente nécessaire pour que l'écoulement de l'eau puisse avoir lieu sans difficulté. Le tuyau doit encore avoir un calibre calculé sur le nombre de baignoires à alimenter à la fois; l'orifice de sortie ne devra jamais être plus grand que l'orifice d'entrée de l'eau, sans quoi l'air s'introduirait dans le tuyau. Autant que possible, il faut éviter de laisser la terre s'accumuler sur les conduits; pour remédier à cet inconvénient, on devrait, en se servant, pour refroidir le serpentin, d'une eau courante, si c'est possible, tenir les tuyaux un peu élevés au dessus du fond du réservoir, pour que l'eau froide puisse les embrasser dans toute leur circonférence.

Telles sont, je crois, les conditions qui permettront d'obtenir de l'eau refroidie, en lui conservant aussi intactes que possible ses qualités minérales primitives, et lui en donnant une nouvelle, indispensable pour la préparation des bains. En apportant son contingent de sulfuration, cette eau refroidie empêche l'eau chaude de perdre une aussi grande quantité de sulfure qu'elle le ferait si on la mêlait avec l'eau du torrent. Elle maintient, si on le veut, le titre de la sulfuration. Ainsi, tandis qu'un bain Viguerie, préparé avec l'eau chaude et l'eau du torrent, donne 0g,005 de sulfure de sodium par litre; préparé avec l'eau chaude et l'eau serpentinée, il donne 0g,0135. La précaution du serpentin est donc fort utile et même indispensable à Ax, pour l'installation d'un établissement convenable.

CHAPITRE VI.

Eau bleue.

Si pendant longtemps le phénomène du blanchiment de certaines sources sulfureuses a été regardé comme une chimère, ou si, par des hypothèses plus ou moins hasardées, on a essayé d'en expliquer la production, il n'est pas permis aujourd'hui de se contenter de ce qu'ont dit à ce sujet nos devanciers. Je ne dois m'occuper, dans cet article, que de la coloration bleue, propre à certaines sources d'Ax. Si je ne parle que d'une manière accidentelle du blanchiment des eaux de Luchon, c'est que, avec les chimistes de notre époque, je regarde les deux phénomènes comme identiques, mais seulement plus intenses dans l'eau de Luchon.

L'une des premières opinions émises au sujet des eaux bleues d'Ax, et encore acceptée de nos jours par le vulgaire, fut que cette coloration était occasionnée par une terre ou par des débris de schistes ardoisiers que l'eau tenait en suspension. Bien des motifs existent pour prouver le peu de valeur de cette théorie; et le premier, c'est que l'eau ne passe pas sur des schistes ardoisiers. J'ai plusieurs fois filtré cette eau bleue, et elle paraissait toujours aussi colorée avant de la jeter sur le filtre, qu'après l'avoir traversé. Si elle eût tenu des débris schisteux en suspension, ces débris se seraient, à coup sûr, déposés sur le papier, et la coloration aurait disparu. Si, du reste, il existait des schistes ardoisiers sur le trajet des sources, il est certain que l'on verrait ces schistes traverser les masses granitiques sur quelques-uns des points si disloqués de la vallée, mais il n'en est rien. Pourquoi encore, si les choses se passaient selon l'opinion qui nous occupe, les sources les plus voisines de celles qui sont bleues ne seraient-elles pas bleues comme elles? Pour ne pas énumérer les nombreux motifs qui pourraient encore être invoqués pour prouver par le raisonnement que la coloration bleue n'est pas due à des débris de schistes, je dirai que j'ai eu occasion d'examiner, à leur griffon même, des sources bleuissantes, et que là, j'ai pu m'assurer que l'eau était parfaitement limpide et incolore. Il faut donc chercher ailleurs la cause de ce singulier phénomène.

Après que l'on se fut aperçu qu'il existait à Ax une eau bleue, il survint des incrédules qui nièrent formellement l'existence de cette coloration. Thouret et Chaussier, par exemple, furent de ce nombre; mais ils étaient excusables, car ils examinèrent seulement à Paris l'eau bleue qui leur avait été envoyée, et, dans le long trajet des Pyrénées à la capitale, le phénomène avait eu le temps de se dissiper. Quant à ceux qui pouvaient examiner l'eau en place, ils étaient, à coup sûr, portés de mauvaise volonté en niant qu'elle fut colorée en bleu. Pour toute personne ayant comparé deux verres d'eau, dont l'un puisé dans le torrent, et l'autre à une source bleue, le fait de la coloration reste incontestable.

Le professeur Dispan, de Toulouse, attribua, à son tour, cette couleur à une illusion d'optique.

Cependant bien des chimistes, après avoir constaté l'exactitude du fait nié par Thouret, Chaussier et par bien d'autres encore, sont venus, à leur tour, donner des explications différant un peu les unes des autres, mais tendant toutes à attribuer la production du phénomène, surtout à un agent extérieur, l'air atmosphérique. Bayen, Anglada, MM. Fontan, Filhol, etc., ont tour à tour émis à ce sujet des opinions que nous allons examiner.

Bayen, qui fut le premier, après Campardon, à parler du blanchiment des eaux sulfureuses et à décrire ce phénomène, admet deux causes pour la production de la coloration blanche. La première c'est la décomposition du sulfure alcalin au contact de l'air, la deuxième est l'action du carbonate de soude de l'eau sulfureuse sur les sels calcaires de l'eau froide. L'on doit, je crois, admettre, sans restriction aucune, la première de ces causes. Quant à la seconde, il faut attentivement la discuter, et voir si elle a sa raison d'être.

L'action des carbonates de l'eau sulfureuse sur les sels terreux de l'eau froide qui y est mélangée, s'ajoute, pour augmenter le blanchiment, à la décomposition du sulfure. Telle est bien, si je ne me méprends pas, la véritable théorie de Bayen. Mais l'eau sulfureuse elle-même tient en solution des sels terreux, et la réaction qui doit se passer avec les sels terreux de l'eau froide devrait aussi se passer avec ces mêmes sels de l'eau sulfureuse, lorsqu'une nouvelle quantité de carbonate de soude s'est formée au contact de l'air. Cependant cela n'arrive pas. Le mélange et la présence de l'eau froide n'est donc pas une chose indispensable à la production de la couleur blanche ou bleue. On voit, en effet, à Ax, des eaux qui bleuissent parfaitement sans le secours d'aucune addition d'eau froide.

Si la présence de l'eau froide n'est pas nécessaire pour produire la coloration de l'eau sulfureuse, il n'en est pas de même de la présence de l'air. Son influence, en nous tenant toujours au point de vue de Bayen, c'est-à-dire en admettant l'action réciproque du carbonate de soude et des sels terreux pour la production du blanchiment, est nulle. Si, en effet, cette influence se faisait sentir, il en résulterait que toutes les eaux sulfureuses devraient bleuir ou blanchir et ce n'est pas là ce que l'on observe dans les stations sulfureuses. La seconde partie de l'opinion de Bayen n'est donc pas aussi facilement admissible que ce chimiste semble le croire.

Bayen avance encore que l'eau sulfureuse blanchit toujours lorsqu'on la mêle à l'eau froide, tandis qu'elle blanchit difficilement ou ne blanchit pas du tout si l'on ne fait pas ce mélange. L'expérience m'a conduit à des résultats diamétralement opposés. J'ai vu, en effet, dans la plupart des sources d'Ax, l'eau sulfureuse rester constamment claire et limpide, quelle que soit la quantité d'eau froide qu'on ait pu y mêler, et quel que soit le temps qu'on ait laissé ces deux eaux en contact. Certaines sources, telles que la source Fontan, celle de la Pyramide et de l'Étuve, au Breilh, la source du bassin no 4, au Teich, m'ont présenté le phénomène du blanchiment sans que de l'eau froide y ait été ajoutée, et par le seul contact de l'air. La source Hardy ou l'Étuve, du Breilh, m'a surtout fourni l'occasion de suivre et d'étudier l'état particulier de l'eau qui nous occupe.

Cette source, parfaitement captée sous les dalles d'un escalier de pierre, n'avait pas été mise à découvert depuis bien des années, lorsque, le 14 octobre 1861, M. Sicre, propriétaire des bains, eut l'obligeante attention de la faire découvrir pour que je pusse l'examiner d'une manière plus profitable. Cette source est captée environ à 3 mètres au-dessous du niveau du sol; l'eau est reçue immédiatement au-dessus du naissant dans un bassin triangulaire, la partie en contact avec l'air offre une surface de 2 mètres carrés environ; 20 centimètres au-dessus de cette surface est le couvercle du bassin, formé par une énorme dalle triangulaire, recouverte elle-même par 60 centimètres de terre qui soutiennent la première marche d'un escalier de pierre. L'eau s'écoule aisément par un tuyau toujours rempli par la vapeur. L'air arrive donc bien difficilement dans l'espace restreint qui sépare la dalle triangulaire de la surface de l'eau.

Lorsque cette pierre triangulaire fut enlevée, les gaz, compris dans l'espace au-dessous, devaient être composés tout autrement que l'air atmosphérique; aussi l'eau était-elle tout-à-fait limpide. Après une première visite à cette source, on se contenta de mettre dessus deux planches en travers pour éviter les accidents; l'air pouvait donc arriver tout à l'aise à la surface de l'eau. Après 24 heures, j'allai revoir la source, et je la trouvai aussi bleue que de l'eau mélangée à une certaine quantité de lait. Ici, rien n'avait été ajouté que le simple contact de l'air, et cependant la coloration bleue et même presque blanche s'était produite.

Le bassin nº 4, du Teich, dans lequel l'eau est complètement bleue, m'a offert le même phénomène. J'ai fait en entier vider ce bassin, et je suis allé examiner l'eau au griffon même. Là j'en ai puisé une carafe, et j'ai pu m'assurer, au jour, en la comparant à l'eau puisée dans le bassin avant de le vider, qu'elle n'était pas bleue. J'ai laissé alors couler directement l'eau du griffon dans deux baignoires adjacentes, et elle était encore parfaitement limpide et incolore. J'ai conservé l'une des baignoires complètement remplie, et l'autre à moitié seulement. Un baigneur a vivement brassé pendant 5 minutes cette dernière, et, au bout de ce temps, la coloration bleue a commencé à se manifester, l'eau de la première baignoire étant encore restée limpide. J'ai de nouveau fait vider la baignoire dans laquelle l'eau avait été brassée, et cette fois j'ai mis moitié eau sulfureuse, moitié eau du torrent; j'ai ensuite levé la séance pendant une heure. Au bout de ce temps, étant rentré à l'établissement, j'ai trouvé les deux eaux bleues; mais celle dans laquelle j'avais fait ajouter de l'eau froide avait une teinte bleutée bien moins intense que l'autre.

Telles sont les expériences qui m'ont conduit à ne pas admettre les idées de Bayen, et à conclure à l'influence seule de l'air dans le phénomène du blanchiment.

Magnes-Lahens entrevit plus tard la vraie cause du phénomène que nous étudions : il dit qu'on pourrait l'attribuer à un précipité de soufre provenant de la décomposition de l'hydrogène sulfuré dans l'air, précipité que l'eau dissoudrait en même temps qu'elle se refroidit. Mais quittant bientôt la bonne voie, il aima mieux s'arrêter, avec quelque apparence de probabilité, pensait-il, à l'ancienne idée que la coloration bleue est produite par une poussière de schistes ardoisiers, tenue en suspension dans l'eau.

Anglada, tout en rappelant les idées de Bayen, ne les admet pas d'une manière générale; il les restreint aux eaux de Luchon. Pour lui, la coloration a lieu par suite de la décomposition, de l'oxydation de l'hydrogène de l'acide sulfhydrique, et par la précipitation du soufre. Cette opinion pourrait, jusqu'à un certain point, s'appliquer aux eaux de Luchon qui contiennent beaucoup d'acide sulfhydrique; mais comme le même phénomène se passe à Ax, et que là les eaux laissent échapper bien peu d'acide sulfhydrique, il faut chercher ailleurs l'explication véritable. Il prétend, et M. Fontan a embrassé son opinion à ce sujet, que le blanchiment se produit mieux lorsque la surface de l'eau est en contact avec un air limité, qu'avec un air qui se renouvelle souvent. Les faits que j'ai observés ne me permettent pas d'adopter, pour les eaux d'Ax, l'opinion de ces deux auteurs.

J'ai, en effet, parlé, quelques lignes plus haut, du bassin de la source Hardy, au Breilh, qui fut mis à découvert au mois d'octobre 1861, après avoir passé plusieurs années sans être examiné. L'air se trouvait, à coup sûr, bien limité et bien peu renouvelé à la surface de cette eau, et ce n'est que 24 heures après que l'air a été en libre circulation à sa surface que la coloration bleue a apparu.

Dans les bassins eux-mêmes, qui se trouvent creusés dans la montagne, où l'on ne peut arriver que par des couloirs longs et étroits, et après avoir franchi plus d'une porte, l'air se renouvelle aussi d'une manière constante, surtout pendant la saison où les baigneurs sont en grand nombre aux eaux. Toutes les fois, en effet, que l'on remplit les baignoires, le bassin, où l'on fait les provisions d'eau, voit son niveau s'abaisser jusqu'au moment où le service est fini; et comme les ouvertures de ces bassins ne sont jamais assez hermétiquement fermées pour empêcher l'accès de l'air, celui-ci se renouvelle chaque fois que le niveau s'abaisse. Ce n'est donc pas dans un volume d'air limité que se produit le blanchiment, mais dans une atmosphère continuellement renouvelée. Et, en effet, une perte de sulfuration, sensible au sulfhydromètre, se faisant toutes les fois qu'il y a blanchiment, comme nous le verrons plus tard, il m'est arrivé de trouver l'eau bleue moins sulfureuse et plus bleue à l'époque où l'on donne le plus de bains, et où les niveaux des bassins changent le plus souvent dans la journée. J'ai eu aussi l'occasion d'observer une augmentation dans la sulfuration et une diminution dans l'intensité de la couleur au moment où l'on ne donnait presque plus de bains, et où le niveau de l'eau dans les bassins restait à peu près constant. Je ne puis donc, d'après ces observations, admettre les idées d'Anglada et de M. Fontan, sur la facilité avec laquelle l'eau blanchit dans un air limité. Je ne nie pas cependant que cet air limité puisse, dans certaines circonstances, donner lieu à des composés sulfureux nouveaux, des polysulfures par exemple, qui augmenteront, par leur décomposition, l'intensité du phénomène; ceci pourra arriver, mais ce ne sera que l'exception. Pour moi, la règle, à Ax, c'est que dans les sources sulfureuses qui bleuissent ou blanchissent, on voit le phénomène se produire plus intense dans un air renouvelé que dans un air limité.

M. Fontan, quoique n'ayant pas sur la sulfuration des eaux des Pyrénées la même opinion que tous les chimistes, a fait cependant, sur les eaux blanches, des expériences qui me paraissent trop importantes pour que je les passe sous silence.

D'après cet auteur, l'intervention d'une eau froide n'est pas indispensable pour produire le blanchiment; il suffit que l'air seul soit en contact avec la surface de l'eau pour que le phénomène survienne. Il résulte de ses expériences, comme des miennes, que plus la surface de l'eau en contact avec l'air est étendue, plus le phénomène se produit avec rapidité.

L'examen de la matière déposée au fond des vases dans lesquels il mettait l'eau pour la faire blanchir, a fait voir à notre confrère que cette matière, mise en contact avec de l'acide azotique bouillant et de la potasse, donnait lieu à du sulfate de potasse, ce qui prouvait très bien que la substance déposée était du soufre. Il a aussi trouvé une certaine quantité de silice et de matière organique dans le précipité formé. M. Fontan explique bien la présence de la matière organique, mais je ne puis admettre son opinion sur la manière dont il croit que la silice se forme. Il peut très bien se faire, je pense, que la silice, qui est quelquefois en excès dans les eaux sulfureuses des Pyrénées, soit en partie entraînée par le soufre qui se précipite, mais il est impossible qu'il en provienne même des traces du sulfure de silicium qui, d'après M. Fontan, existerait dans l'eau sulfureuse. Le silicium est un corps jouissant, comme l'aluminium, de la propriété de n'exister dans les eaux chaudes sulfureuses qu'à l'état d'acide silicique, de silice, car il est immédiatement décomposé en présence de l'eau et à ses dépens en acide sulfhydrique et en silice. Comment donc un corps aussi altérable pourrait-il exister dans les eaux sulfureuses.

Cette précipitation du soufre est, comme le pense à juste titre M. Fontan, une véritable perte pour la source où le blanchiment a lieu, et des bains dans une eau blanche ne peuvent pas être regardés comme aussi sulfureux que ceux pris dans une eau non altérée. Ces bains ne sont pas cependant sans action, car le soufre une fois en suspension dans l'eau est de nouveau dissous par elle quoique bien lentement, se transforme en hyposulfite et quelquefois même en sulfite, et peut encore exercer, sous la forme de ce nouveau composé, une action assez active et salutaire dans certaines affections. Malgré cela, il est utile d'empêcher les eaux sulfureuses de blanchir au contact de l'air.

M. le professeur Filhol admet, lui aussi, l'air comme jouant le rôle principal dans le phénomène du blanchiment des eaux sulfureuses, mais il croit cependant à l'influence, quoique bien légère, des sels de chaux et de magnésie.

Voici, pour ma part, comment je crois que les choses se passent dans le phénomène que j'étudie en ce moment.

J'admets que la désulfuration du sulfure et la production du soufre libre peuvent se faire dans trois circonstances principales : 1° lorsqu'il y a dans l'eau de l'acide sulfhydrique libre qui vient se mettre en contact avec l'oxygène de l'air; 2° lorsqu'en présence d'une eau riche en sulfure il y a de l'oxygène et de la silice en excès ou de l'acide carbonique ; 3° lorsqu'avec l'air et la silice en excès ou l'acide carbonique il y a un polysulfure en même temps qu'un sulfure. Comme on le voit, la présence de l'air est indispensable pour la production du phénomène.

1° *Lorsqu'il y a de l'acide sulfhydrique libre.* — Nous savons que dans les eaux très chaudes et très siliceuses le sulfure se décompose au contact de l'eau et de l'acide silicique avec une très grande rapidité, en produisant un silicate et de l'acide sulfhydrique. Cet acide sulfhydrique lui-même, placé dans certaines conditions, se décomposera en donnant lieu à de l'eau et à du soufre qui se déposera en nature, ou qui pourra retomber dans l'eau à l'état de poussière très fine, ce qui donnera une couleur laiteuse à cette eau. Les formules suivantes mettent en évidence ces deux phénomènes :

$$\mathrm{S}i\mathrm{O}^3 + \mathrm{SN}a + \mathrm{HO} = \mathrm{S}i\mathrm{O}^3, \mathrm{N}a\mathrm{O} + \mathrm{HS}.$$

$$\mathrm{HS} + \mathrm{O} = \mathrm{HO} + \mathrm{S}.$$

2° On a affaire à une eau riche en sulfure, à température modérée, et en contact avec de l'oxygène et de la silice.

Dans ce cas il se produit un silicate, de l'acide sulfhydrique et un précipité de soufre qui reste directement en suspension dans l'eau, et lui donne la couleur laiteuse. Voici la formule qui représente cette réaction :

$$2\ SiO^3 + 2\ SNa + HO + O = 2\ (SiO^3, NaO) + HS + S.$$

3° Dans ce cas, au contact de l'air et de la silice en excès, il y a un polysulfure et un sulfure.

Et d'abord, il faut savoir que les eaux sulfureuses très chaudes et très siliceuses, en contact avec un air tranquille, se décomposent de manière à donner naissance à un polysulfure. C'est là une remarque que M. le Professeur Filhol a souvent faite dans ses recherches sur les eaux minérales.

Voici donc ce qui se passe :

$$SiO^3 + 2\ SNa + O = SiO^3, NaO + S^2Na.$$

Mais tout le monosulfure n'a pas été transformé en bisulfure; une partie est restée indécomposée, et comme il y a de la silice en excès, et que le soufre est déplacé par cet acide silicique, il arrive un moment où la silice a remplacé tout le soufre qui se trouve en liberté et à l'état de poussière très fine qui colore l'eau en blanc ou en bleu, suivant sa plus ou moins grande abondance, en même temps qu'il se fait un peu d'acide sulfhydrique. Ainsi on a :

$$2\,SiO^3 + S^2Na + SNa + HO + O = 2\,(SiO^3, NaO) + HS + 2S.$$

La présence de l'acide carbonique de l'air peut, à la longue, entraîner les mêmes dispositions que nous venons de voir se passer au contact de la silice.

De ces trois différentes réactions que nous venons d'examiner, deux seulement exercent leur action d'une manière sensible sur les eaux d'Ax. Ces sources, contenant très peu d'acide sulfhydrique libre, le premier mode de formation du soufre à l'état libre n'a lieu qu'exceptionnellement dans les sources les plus chaudes. On trouve, en effet, à la partie supérieure des bassins et des conduits de ces sources que l'eau ne remplit pas exactement, une légère couche de soufre en nature. Ce soufre est formé, ainsi que nous l'avons déjà dit, par la décomposition de l'acide sulfhydrique. Ce gaz, comme l'a parfaitement expliqué M. Filhol pour les eaux de Luchon, trouvant à la partie supérieure des conduits et des bassins des surfaces poreuses et de l'air qui circule assez facilement, se transforme, aux dépens de l'oxygène de l'air, en eau et en soufre qui se dépose en grande partie sur la voûte. Les sources dans lesquelles on voit se passer ce phénomène, à Ax, sont les sources les plus chaudes : les sources du Rossignol supérieur et inférieur, des Canons, de l'Étuve, toutes sur la place du Breilh; et au Teich, la source Quod et la source Viguerie.

Le soufre que l'on trouve déposé en nature au voisinage des canelles, par lesquelles s'échappent les sources les plus chaudes d'Ax, a fait naître, chez les personnes qui ont essayé de rendre compte de ce phénomène, les idées les plus fausses qu'il soit possible d'enfanter. Pour plusieurs médecins, ce soufre existerait en nature dans les sources les plus chaudes d'Ax, qui ne feraient que le déposer. Il est inutile de s'arrêter à la discussion d'une idée aussi peu raisonnable et si fort en contradiction avec toutes les données scientifiques. Ce soufre, comme le pensent à juste titre les chimistes qui en ont vu les dépôts, provient toujours de la décomposition de l'acide sulfhydrique au contact de l'air. Peut-être aussi les dépôts de soufre existant dans l'intérieur des conduits et à leur voûte, se détachant quelquefois, contribuent-ils quelque peu à augmenter ces couches, mais leur action n'est que bien secondaire.

Pourquoi certaines sources sulfureuses seules ont-elles la

propriété de devenir blanches ou bleues? Nous ne sommes pas à même, dans l'état actuel de la science, de répondre à cette question. De nombreuses recherches sont encore nécessaires pour élucider ce point si intéressant de l'histoire des eaux sulfureuses. Il est cependant probable que le degré de stabilité plus ou moins grand du principe sulfureux, tient sous sa dépendance la production de ce curieux phénomène.

Pour terminer tout ce que j'ai à dire au sujet des eaux bleues d'Ax, j'ajouterai qu'il existe chez des particuliers des sources chaudes et sulfureuses qui présentent le phénomène du blanchiment, mais dans des circonstances particulières. J'ai vu un bassin d'eau bleue chez un jardinier de la place du Breilh. Toutes les fois que le temps veut changer, le phénomène du blanchiment se produit dans cette source ; il disparait dans l'intervalle. C'est donc avec un changement de pression atmosphérique que coïncide ce changement de coloration. Il est probable que des sources d'eau froide, contenant de l'air en suspension, et ayant des niveaux autres que celui du bassin que j'ai eu sous les yeux, viennent se mêler à l'eau de ce bassin, et lui donnent ainsi la coloration. M. Léon Marchand pense que, dans un cas comme celui que je cite, le phénomène du blanchiment est souvent dû à des phénomènes électriques. Il a peut-être raison, mais il est difficile de le décider encore.

Dans le jardin dont je parle, se trouve un second bassin présentant un phénomène merveilleux pour les gens du pays. Toutes les fois qu'on le nettoie, il se dégage du fond des matières rouges qui ressemblent, m'a-t-on dit, à des matières en feu. Je n'ai pas eu l'occasion de voir vider et nettoyer ce puits merveilleux, mais je suppose fort que c'est de la barégine rouge qui, déposée dans le fond du bassin, monte à la surface lorsqu'on agite l'eau, et retombe ensuite.

D'après tout ce qui précède, on voit que ce n'est pas seulement dans la source bleue du Teich que se produit le phénomène du blanchiment, comme on le croyait jusqu'à ce jour. Je l'ai observé, pour ma part, sur quatre sources d'Ax employées à l'usage des bains, et sur une source non utilisée. « Si, a dit un médecin, l'eau du bassin, nº 4, au Teich, est bleue, ce n'est que lorsqu'on y mêle l'eau de la source appelée eau bleue. » L'auteur de cette opinion ne s'est pas, à coup sûr, assez appliqué à étudier les divers bassins qui concourent à former l'établissement du Teich. Il aurait vu, sans cela, que lorsqu'on intercepte toute communication entre le bassin, nº 4, et le bassin, nº 6, ou source bleue, l'eau du bassin, nº 4, continue toujours à couler bleue, et cela, quel que soit le moment de la journée où l'on puise l'eau. Mes expériences ont, du reste, déjà prouvé plus haut, que je m'étais donné la peine, si grands qu'en soient les désagréments, d'aller étudier l'eau du bassin, n° 4, au griffon, et que j'ai pu, là, me livrer à des expériences qui m'ont permis de conclure définitivement sur la nature de cette eau.

CHAPITRE VII.

État des eaux d'Ax après le transport.

J'ai voulu me rendre compte de ce que devenaient les eaux d'Ax longtemps après avoir subi un lointain transport. A cet effet, j'ai embouteillé, le 22 octobre 1861, l'eau de plusieurs sources ; j'ai examiné cette eau le 2 avril 1862, en présence de M. le Professeur Filhol. Plusieurs essais sulfhydrométriques ont été faits sur le même liquide, toutes les fois que cela a paru nécessaire. Voici les intéressants résultats obtenus :

	Sulfuration par litre à Ax.	Sulfuration par litre à Toulouse.
COULOUBRET.		
Bain Filhol bien embouteillé	0g,017	0g,025
— mal embouteillé		0,006
Eau du bassin n° 4 bien embouteillée	0,004	0,061
— mal embouteillée		0,022
Bain fort bien embouteillé	0,014	0,018
— mal embouteillé		0,004
BREILH.		
Source Fontan bien embouteillée	0g,014	0g,052
— mal embouteillée		0,004
Petite sulfureuse bien embouteillée	0,017	0,054
— mal embouteillée		0,004
TEICH.		
Source Viguerie chaude	0g,020	0g,016
— refroidie bien embouteillée	0,014	0,052
— — mal embouteillée		0,014
Source de la Pyramide	0,014	0,016
Source Saint-Roch bien embouteillée	0,014	0 040
— mal embouteillée		0,013
Eau bleue bien embouteillée	0,003	0,014
— mal embouteillée		0,006
SOURCES PUBLIQUES.		
Source des Canons	0g,021	0g 018
Source du Rossignol inférieur	0,024	0,016
Source du Rossignol supérieur bien embout.	0,021	0,042
— — mal embout.		0,039
Coustou (à droite)	0,017	0,034

Dans cette expérience, deux bouteilles avaient été

remplies à chacune des sources; l'une avec toutes les précautions nécessaires pour éviter d'enfermer de l'air avec l'eau, l'autre en laissant couler sans précaution l'eau dans la bouteille.

Ainsi, du tableau comparatif précédent, il résulte que l'eau des sources mise en bouteilles à Ax, et examinée six mois après à Toulouse, au lieu d'avoir perdu de sa sulfuration, a, au contraire gagné d'une manière bien remarquable, puisque l'une d'elles contenait 0gr,057 par litre, de plus qu'à Ax. Au point de vue scientifique, ces résultats sont très intéressants, car ils font voir avec quelle facilité les sulfates ont dû être décomposés par la matière organique tenue en solution dans l'eau, pour se transformer ainsi en sulfures.

L'utilité de l'exportation des eaux d'Ax est mise en évidence, par des résultats aussi satisfaisants, surtout si on les compare à ceux fournis par l'eau de Luchon, qui, dans l'espace de quelques mois, a subi une perte de 7 à 30 p. %, perte bien supérieure à celle de 2 à 4 %, éprouvée, comme on peut le voir, par quelques-unes des sources précitées.

Voici les moyens que j'ai employés pour embouteiller l'eau sans enfermer de l'air avec elle. J'ai plongé d'abord les bouteilles dans une baignoire remplie d'eau à 60° et 70° pour les chauffer, et pour dilater et raréfier ainsi, autant que possible, l'air qu'elles contenaient. Pour tout appareil, je me suis servi d'un bouchon traversé par deux tubes de verre; le plus long était muni, à son extrémité supérieure, d'un tube en caoutchouc, pouvant s'adapter, avec frottement, sur les robinets; l'extrémité inférieure descendait aisément jusqu'au fond des bouteilles. Le second tube était très court, et donnait passage à l'air de l'intérieur de la bouteille à mesure que l'eau, pénétrant dans le fond, le chassait devant elle. J'adaptais le tube en caoutchouc aux robinets que j'avais préalablement fermés, et que j'ouvrais ensuite pour laisser un moment couler l'eau, avant d'enfoncer le tube dans la bouteille. Quand l'eau remplissait exactement le calibre du tube, celui-ci était placé dans la bouteille, au fond de laquelle le liquide arrivait sans jaillir et d'une manière régulière. Sitôt qu'il atteignait le sommet du goulot, un bouchon fortement pressé était introduit, et immédiatement recouvert de goudron.

C'est là, je crois, le moyen d'embouteiller l'eau sulfureuse, le plus simple et le plus à la portée des garçons employés dans les établissements thermaux, et qui devrait toujours être mis en usage.

Je me suis assuré par moi-même, que, dans les quelques-unes des stations où l'on fait un commerce très étendu des eaux sulfureuses, on ne prend aucune précaution pour éviter d'enfermer de l'air en même temps que l'eau dans les bouteilles. A la source de la Raillère (Cauterets), par exemple, que j'ai visitée vers la fin du mois d'octobre 1861, on laisse les bouteilles s'emplir en les mettant simplement sous un robinet, et souvent même, après cela, on applique sur un bouchon, qui ferme plus ou moins bien, une mince couche de mastic, et une calotte de plomb qu'on ne recouvre pas de goudron. On est sûr d'envoyer ainsi aux malades des eaux complètement dépourvues de sulfure de sodium et d'acide sulfhydrique. J'ai eu occasion, dans ma pratique, de vérifier le fait que j'avance, sur des eaux de la Raillère récemment envoyées à Toulouse.

A Ax, les sources propres à l'exportation sont si abondantes, qu'on pourrait en faire un commerce des plus étendus et des plus fructueux pour les malades. Les résultats indiqués plus haut donnent, en effet, comme on vient de le voir, l'assurance qu'on peut boire de l'eau très fortement sulfureuse, même après un espace de temps dépassant six mois pour le moins.

CHAPITRE VIII.

Analyse quantitative des sources d'Ax.

Les sources sulfureuses d'Ax, naissent dans un pegmatite, qui joue un rôle très important dans la constitution géologique de la contrée, et viennent sourdre, sur plusieurs points de la vallée, au milieu d'alluvions et de détritus de roches dans lesquelles elles sont captées d'une manière très imparfaite. Il est probable que c'est le mamelon sur lequel est bâti le château de Maoü, complètement formé par une pegmatite, qui, en arrivant au jour, a donné issue aux sources que nous étudions. Du pied de ce mamelon, ces sources s'étendraient, je crois, en une nappe d'eau qui irait, se développant, sous le sol qui supporte la ville d'Ax, depuis la roche du château de Maoü jusqu'au Couloubret.

La température et le degré de sulfuration des 70 ou 75 naissants, que j'ai pu examiner sur tout ce trajet, semblent bien prouver la vérité de ce que j'avance. C'est, en effet, vers le point le plus rapproché du mamelon déjà cité, c'est-à-dire à l'établissement du Teich, que sont les températures à peu près les plus chaudes et les degrés de sulfuration les plus élevés, tandis qu'au Couloubret, point que je crois être le plus éloigné des naissants, on obtient des résultats bien inférieurs à ceux du Teich.

Pour faire une analyse comparative fructueuse, je n'ai pas voulu examiner chaque naissant en particulier; la chose eut été inutile, et aussi beaucoup trop longue. Voici la manière dont j'ai cru qu'il fallait procéder :

J'ai pris trois types principaux des sources : l'eau de la source Viguerie, au Teich; celle des Canons, sur la place du Breilh ; et celle du Bain fort, au Couloubret. C'est sur 100 litres de chacune de ces sources que j'ai fait mes analyses. Sur une quantité d'eau aussi considérable, les résultats, rapportés à un litre, doivent contenir des erreurs bien faibles, et qui sont cent fois moindres que si j'avais opéré sur un seul litre d'eau.

Pour plus de commodité dans mes analyses, j'ai fait évaporer ces 100 litres d'eau, de manière à les réduire à un litre. Chaque source a donné, par l'ébullition, un résidu qui a été recueilli avec le plus grand soin sur un filtre, et lavé, pendant un certain temps, avec de l'eau acidulée par l'acide chlorhydrique. Ce résidu était composé en grande partie de silice, et contenait aussi la presque totalité de la chaux et de la magnésie que les lavages par l'eau acidulée ont entraînées.

C'est dans ces eaux de lavage et dans une partie de l'eau concentrée qu'ont été recherchées la chaux et la magnésie, en transformant la première en oxalate de chaux, et la seconde en phosphate ammoniaco-magnésien.

Pour la recherche de ces substances dans l'eau évaporée, j'ai pris 200 centimètres cubes de cette eau, qui représentaient 20 litres de l'eau primitive. J'ai tout d'abord traité ces 200 centimètres cubes de liquide par le chlorhydrate d'ammoniaque pour retenir la magnésie; j'ai ensuite versé un excès d'ammoniaque, ce qui m'a fourni un précipité contenant le fer, l'alumine et les phosphates. Ce précipité a été recueilli sur un filtre et bien lavé.

Dans ces eaux filtrées et de lavage, la chaux a été obtenue à l'état d'oxalate, en y versant une solution d'oxalate d'ammoniaque, et après avoir filtré et lavé le précipité resté sur le filtre, j'ai de nouveau traité le liquide par le phosphate d'ammoniaque, ce qui m'a fourni un précipité contenant la magnésie; le nouveau sel a été jeté sur un filtre et bien lavé. Ces deux filtres, une fois secs, ont été brûlés et pesés, et le poids de la chaux et de la magnésie contenues dans les 200 centimètres cubes de liquide concentré a été connu; en multipliant ces quantités par 5, pour savoir ce qui était contenu dans les 100 litres, et ajoutant ces nouveaux résultats au poids de la chaux et de la magnésie contenues dans le résidu insoluble provenant de l'évaporation des 100 litres, il a été facile d'avoir la proportion totale des deux substances qui nous occupent, renfermées dans ces 100 litres.

Le fer, l'alumine et les phosphates recueillis sur le filtre, que nous avons un moment perdus de vue, ont été repris par de l'eau contenant de la potasse en excès, et j'ai tenu cette eau quelques moments en ébullition. L'alumine a été ainsi dissoute, tandis que le fer et les phosphates se sont précipités. Ils ont été recueillis sur un filtre, et l'alumine précipitée de la solution n'a fourni que des quantités très faibles. Pour obtenir l'alumine, j'ai saturé la liqueur par de l'acide chlorhydrique, puis j'ai ajouté un excès d'ammoniaque. Le fer et les phosphates ont été séparés et obtenus par le procédé de M. Chancel.

Pour la recherche des sulfates et du chlore, j'ai désulfuré 5 litres d'eau par le sulfate de plomb, et j'ai pris le degré sulfhydrométrique au moment de la désulfuration. Après avoir réduit cette quantité d'eau à moins d'un litre, j'en ai pris une partie dans laquelle j'ai dosé le chlore avec une liqueur titrée de nitrate d'argent. L'autre partie a été traitée par le chlorure de baryum, qui m'a donné du sulfate de baryte, au moyen duquel il m'a été facile de calculer la quantité réelle d'acide sulfurique.

Les alcalis ont été obtenus comme il suit : Dans 200 centimètres cubes d'eau concentrée, qui représentaient 20 litres, j'ai précipité l'alumine, les phosphates et le fer par l'ammoniaque pure; j'ai ensuite enlevé la chaux par l'oxalate d'ammoniaque; après cela, ces 20 litres ont été acidulés par l'acide chlorhydrique et exposés sur le feu dans une capsule de platine, de manière à être réduits à siccité. La matière organique a été détruite en chauffant la capsule au rouge au contact de l'air. Il ne restait donc que la silice et les alcalis à l'état de chlorure, c'est-à-dire des chlorures de potassium, de magnésium en faibles proportions, et du chlorure de sodium. Ce résidu, traité par l'eau, s'est dissous en partie, en laissant toutefois déposer la silice et la magnésie provenant de la décomposition du chlorure de magnésium au contact de l'eau. Après filtration et lavage convenable, le liquide passé sur le filtre a de nouveau été évaporé à siccité, et a laissé pour résidu, cette fois, les chlorures de sodium et de potassium purs. Je les ai pesés, j'en ai retranché le chlore, puis le sodium revenant au chlore déjà obtenu, et le reste s'est trouvé la soude totale.

J'ai recherché l'iode en faisant évaporer à siccité 30 litres d'eau de la source Viguerie, dans laquelle j'avais mis du bicarbonate de potasse pur, pour transformer l'iode en iodure de potassium. J'ai épuisé le résidu par l'alcool bouillant, et j'ai fait évaporer à siccité la solution alcoolique. Le nouveau résidu a été calciné au rouge sombre pour détruire la matière organique. J'ai laissé refroidir ensuite la capsule, et j'ai enfin repris le résidu salin dans une très petite quantité d'eau distillée, à laquelle j'ai mêlé un peu de colle d'amidon et quelques traces d'acide azotique. Le mélange a pris une belle couleur bleue. Les réactifs qui ont servi à cet essai avaient été préalablement examinés, et n'avaient pas fourni les réactions qui décèlent la présence de l'iode. L'eau de la source Viguerie contient donc des traces de ce métalloïde.

Pour obtenir la quantité de matière organique soluble que renferme l'eau d'Ax, j'ai fait évaporer lentement, jusqu'à siccité, dans une capsule de platine, un litre d'eau des diverses sources, puis j'ai taré la capsule. J'ai fait ensuite chauffer au rouge de manière à détruire toute la partie organique du résidu, et j'ai de nouveau porté le vase sur le plateau de la balance. La différence entre la première pesée et la seconde, m'a donné de poids de la matière organique contenue dans un litre d'eau. Cette pesée terminée, j'ai traité le résidu par de l'eau acidulée qui a précipité la silice, ce qui m'a permis de vérifier ainsi l'exactitude d'une première recherche de cet élément. La capsule une fois nettoyée et séchée a été portée de nouveau sur la balance, et le poids obtenu m'a fait connaître la quantité de résidu salin fourni par chaque litre d'eau.

J'ai examiné, avec l'ingénieux appareil de MM. Kirchoff et Bunsen, le résidu de l'évaporation de près de 500 litres d'eau des diverses sources d'Ax, en me servant de la flamme du gaz de l'éclairage. Je n'ai pu retrouver dans l'examen des raies du spectre, que la raie du lithium.

Le soufre ayant été dosé directement au moyen du sulfhydromètre, je le mentionne séparément dans les résultats ci-après indiqués.

Le sodium inscrit séparément dans les résultats qui suivent, appartient au soufre; il représente avec lui le sulfure de sodium total. Le sodium du chlorure a été retranché de la soude totale pour faire le chlorure de sodium.

C'est en procédant avec le plus grand soin aux opérations que je viens de décrire, que j'ai pu obtenir les résultats suivants :

Les éléments minéralisateurs de la source du Bain fort sont :

Chlore, sur 1 kilog.	0g,0123
Soufre	0,0060
Acide sulfurique	0,0381
Acide silicique	0,0706
Soude	0,0794
Sodium	0,0088
Chaux	0,0064
Magnésie	0,0009
Matière organique	0,0500
Oxyde de fer	0,0002
Alumine	0,0001
Acide phosphorique	Traces.
Acide borique	
Iode	
Potassium	
Lithium	
Résidu salin	0,2800
Total des éléments séparés	0,2728

Je crois que ces éléments sont groupés comme il suit :

Sulfure de sodium, sur 1 kilog.	0g,0148
Chlorure de sodium	0,0230
Sulfate de soude	0,0675
Silicate de soude	0,0967
Silicate de chaux	0,0167
Silicate de magnésie	0,0030
Silice en excès	0, 008
Matière organique	0,0500
Oxyde de fer	0,0002
Alumine	0,0001
Acide phosphorique	Traces.
Acide borique	
Sulfure de potassium	
Iode	
Lithium	
Total	0,2728

Les éléments minéralisateurs de la source des Canons sont :

Chlore, sur 1 kilog	0g,0154
Soufre	0,0086
Acide sulfurique	0,0287
Acide silicique	0,0775
Soude	0,0791
Sodium	0,0124
Chaux	0,0064
Magnésie	0,0002
Matière organique	0,0360
Oxyde de fer	0,0007
Alumine	0,0003
Acide phosphorique	Traces.
Acide borique	
Iode	
Potassium	
Lithium	
Résidu salin	0,2700
Total des éléments séparés	0,2653

Je crois que ces éléments sont groupés comme il suit :

Sulfure de sodium, sur 1 kilog	0g,0210
Chlorure de sodium	0,0265
Sulfate de soude	0,0509
Silicate de soude	0,1127
Silicate de chaux	0,0166
Silicate de magnésie	0,0006
Matière organique	0,0360
Oxyde de fer	0,0007
Alumine	0,0003
Acide phosphorique	Traces.
Acide borique	
Sulfure de potassium	
Iode	
Lithium	
Total	0,2653

Les éléments minéralisateurs de la source Viguerie sont :

Chlore, sur 1 kilog	0g,0187
Soufre	0,0082
Acide sulfurique	0,0180
Acide silicique	0,0769
Soude	0,0753
Sodium	0,0118
Chaux	0,0071
Magnésie	0,0002
Matière organique	0,0450
Oxyde de fer	0,0002
Alumine	0,0001
Acide phosphorique	Traces.
Acide borique	
Iode	
Potassium	
Lithium	
Résidu salin	0,2620
Total des éléments séparés	0,2614

Je crois que ces éléments sont groupés comme il suit :

Sulfure de sodium, sur 1 kilog	0g,0200
Chlorure de sodium	0,0350
Sulfate de soude	0,0318
Silicate de soude	0,1102
Silicate de chaux	0,0185
Silicate de magnésie	0,0006
Matière organique	0,0450
Oxyde de fer	0,0002
Alumine	0,0001
Acide phosphorique	Traces.
Acide borique	
Iode	
Sulfure de potassium	
Lithium	
Total	0,2614

Il existe entre mes analyses et celles de Dispan et de Magnes, des différences bien grandes sur un point important. Ces chimistes ont signalé, dans leurs diverses analyses, des quantités notables de carbonates alcalins, tandis que, pour ma part, je n'en ai pas trouvé de traces. D'où peut venir une différence aussi grande? Je crois pouvoir l'attribuer à un vice dans la manière d'opérer de ces deux savants. Ils ont évaporé des quantités considérables d'eau en la faisant bouillir au contact de l'air, qui a cédé assez d'acide carbonique pour saturer une partie de la soude du sulfure, et pour former aussi, avec d'autres bases, des sels insolubles qui ont dû entrer dans les résultats définitifs des analyses.

En traitant par l'acide azotique une partie de mes eaux d'évaporation, j'ai pu produire, en effet, un dégagement d'acide carbonique, chose qui n'arrivait pas dans l'eau examinée de cette manière au moment où elle venait d'être puisée au griffon.

CHAPITRE IX.

Analyse de l'air des étuves.

M. le Professeur Filhol, depuis la publication de son *Traité des eaux des Pyrénées,* a fait connaître les résultats auxquels il est arrivé, en analysant l'air des étuves d'Ax. Je n'ai pu faire, pour ma part, que l'analyse de l'air d'une seule étuve, celle du Teich, et, comme on va le voir, mes résultats sont presque identiques à ceux obtenus par le savant Professeur de Toulouse.

L'étuve du Teich lui a fourni 0g,0016 d'acide sulfhydrique par 100 litres d'air.

L'étuve du Couloubret, située sur la place du Breilh, a donné 0g,0003 d'acide sulfhydrique par 100 litres d'air.

A l'étuve de l'établissement Sicre, il n'a pu trouver que des traces d'acide sulfhydrique : 0g,00001 sur 100 litres d'air.

A l'étuve du Teich, voici quelle est, d'après mes expériences, la composition de l'air :

100 litres d'air, passant dans un appareil à boules de Liebig, contenant du nitrate d'argent, ont donné un précipité de sulfure d'argent qui a fourni 0g,0014 d'acide sulfhydrique.

Au moyen du phosphore, que j'ai fait brûler dans une cloche recourbée, j'ai trouvé que 100 litres contenaient 11 litres 100cc d'oxygène, 88 litres 900cc d'azote, et quelques traces bien faibles d'acide carbonique.

Examinons, ces données une fois connues, quelle est la quantité d'acide sulfhydrique qui passe dans les poumons d'un individu qui reste un quart d'heure dans une étuve.

D'après M. Dumas, un homme introduit à chaque inspiration 3/4 de litre d'air dans les poumons ; on fait, en général, 16 inspirations par minute. Chaque minute, il entrera donc dans les poumons 12 litres d'air, et chaque 15 minutes 180 litres. Nous savons aussi, au moyen d'un calcul assez simple, et d'après les tables dressées par MM. Pelouze et Fremy, que 0g,0014 d'acide sulfhydrique fournissent, à peu de chose près, un volume de $0^{cc},9$ de ce gaz. Ces $0^{cc},9$ de gaz sulfhydrique sont contenus dans 100 litres d'air de l'étuve. Dans 180 litres, il y aura donc :

$$0,009 \times 180 = 1^{cc},620.$$

Ainsi, un individu séjournant dans l'étuve du Teich, fait passer dans ses poumons, en un quart d'heure, $1^{cc}620$ d'acide sulfhydrique.

Dans les deux autres étuves, celle du Couloubret et celle des bains Sicre, les quantités d'acide sulfhydrique respirées dans le même espace de temps sont bien moindres. A l'établissement Sicre surtout, il faudrait que l'étuve fût installée sur un autre point, et qu'une source plus sulfureuse que la source Hardy fût employée pour l'alimenter. La source Fontan serait, à coup sûr, préférable pour l'établissement d'une nouvelle étuve.

CHAPITRE X.

Action chimique et physiologique des composés sulfureux qui existent dans les eaux d'Ax.

Avant de parler de l'action thérapeutique des eaux d'Ax, il n'est pas inutile de connaître les effets physiologiques et chimiques produits par le principe sulfureux, qui, sous diverses formes, agit dans les eaux dont nous nous occupons. Ces divers états du principe sulfureux, sont : le soufre en nature, le sulfure de sodium, quelques traces de sulfure de potassium, l'hydrogène sulfuré, les hyposulfites et les sulfites. Étudions séparément les effets produits par ces divers composés :

1° *Soufre en nature.* — Plusieurs sources d'Ax contiennent du soufre en nature, comme nous le verrons plus tard ; mais ce n'est pas des entrailles de la terre qu'est venu ce métalloïde à l'état libre, comme le pensent quelques médecins, c'est la décomposition du sulfure de sodium ou de l'hydrogène sulfuré au contact de l'air, qui lui donne naissance. Telles sont les eaux bleues d'Ax et les eaux blanches de Luchon. Puisque ce soufre se trouve à l'état libre en contact avec l'organisme, il faut en étudier et en apprécier les effets d'une manière générale.

Mis en contact avec la muqueuse de l'estomac, le soufre ne produit des effets que lorsqu'il se trouve dans un état de division extrême. Pris en fragments, il traverse les voies digestives en déterminant des accidents d'irritation locale, mécanique, et les liquides de l'estomac ne l'attaquent qu'imparfaitement. Les formes sous lesquelles on l'ordonne en médecine indiquent bien qu'il faut l'employer, pour qu'il agisse énergiquement, en poudre très fine.

Le docteur G. Astrié s'est livré, soit sur l'homme, soit sur les animaux, à des expériences au sujet du soufre et de ses composés, expériences très bien conduites, encore inédites, et dont voici les résultats.

Le soufre très divisé, pris à petites doses (25 à 50 centigrammes) et expérimenté d'après la méthode Allemande, lui a paru déterminer :

1° Une augmentation de l'appétit et de la soif, avec rapports nidoreux après le repas, et gêne dans le pharinx.

2° Une constipation relative, avec quelques coliques, suivies d'émissions gazeuses fétides, et tension avec légères épreintes vers l'anus.

3° L'embarras de la tête, avec irritabilité du caractère ; le sommeil agité, suivi une fois d'un saignement de nez au réveil.

4° De la sécheresse des yeux et du nez, de la rougeur des lèvres avec tension, ainsi que l'apparition d'herpès, une fois, à la commissure droite. Des accès de toux sèche dans deux cas.

5° Un certain degré d'agitation, avec chaleur sèche des mains ; bouffées de chaleur ; disposition marquée aux sueurs nocturnes, et prurit vers les grandes articulations.

A la dose de 1 gramme, les troubles physiologiques sont plus sensibles ; il y a une grande fétidité des selles et des gaz intestinaux ; la bouche est mauvaise, et le réveil est suivi d'expuition et d'expectoration salivaire et muqueuse. L'excitation générale est traduite par la mobilité et la fréquence du pouls, une chaleur tensive à la périphérie, des sueurs partielles, une agitation considérable avec des élancements et des secousses dans les jambes.

Chez un malade hémorrhoïdaire, G. Astrié a vu, le soufre ainsi administré, amener toujours une pesanteur générale avec épreintes vers le rectum et un peu de dysurie.

A la dose de 6 à 8 grammes pour un adulte, et de 2 à 4 grammes pour un enfant, le soufre agit comme laxatif sans donner lieu à de vives coliques, et il est évacué par les selles, ce qui rend son action moins marquée. Mais pris à la dose de 6 à 8 grammes, d'une manière fractionnée, il donne lieu à une excitation générale, de la plénitude du pouls, de la pesanteur de tête, du malaise, des épistaxis, et, d'après M. Trousseau, la peau exhale une odeur hépatique, et les sécrétions muqueuses noircissent les pièces d'argent. Ce fait n'a pu être vérifié par G. Astrié. Chez un lapin qui fut soumis à l'usage du soufre pendant quatre jours, et qui succomba, l'auteur en question trouva le tube digestif tapissé d'une matière glutineuse, transparente, entourant les matiéres fécales, et charriant des fleurs de soufre.

A la dose de 16 grammes, le soufre en poudre a produit la mort chez une femme, en donnant lieu à des accidents tétaniques en même temps qu'à l'asphyxie, ainsi qu'Orfila l'avait remarqué sur les chiens qui servaient à ses expériences.

A la dose de 500 grammes, le soufre en fleurs devient un poison violent pour les chevaux.

Tels sont les effets du soufre mis en contact avec la muqueuse gastrique et intestinale. Examinons maintenant quelles sont les transformations qu'il doit subir pour pénétrer dans l'économie.

A l'état de petits cristaux, comme dans la fleur de soufre, le métalloïde qui nous occupe ne peut être absorbé en nature. Les travaux de MM. Millon et Laverean, insérés dans les compte-rendus de l'Académie des sciences, mettent ce fait hors de doute. Il faut donc que ce soufre soit transformé en composés solubles par les liquides de l'estomac et de l'intestin pour pouvoir entrer dans le torrent de la circulation. M. Mialhe pense que se trouvant en contact avec les liquides alcalins que contiennent les sécrétions du tube digestif, le soufre se transforme en hyposulfite, en sulfite, et probablement en sulfure, et c'est sous ces diverses formes qu'il peut être absorbé. Mais une fois dans le sang, le sulfure, l'hyposulfite et le sulfite peuvent subir un degré d'oxydation plus avancé et devenir, le premier, hyposulfite, le second, sulfite, et le troisième, sulfate. C'est surtout à l'état d'hyposulfite, de sulfite, et quelquefois de sulfate que le soufre, ainsi absorbé par la muqueuse gastro-intestinale, peut être retrouvé dans les urines.

Telle n'est pas cependant l'idée de M. le docteur Lambron,

médecin-inspecteur des eaux de Luchon. Pour lui, la meilleure preuve que le soufre est absorbé en nature, c'est que les malades qui boivent l'eau blanche de Luchon exhalent une odeur de soufre. Comment admettre un fait aussi peu raisonnable, lorsque nous savons, d'après les expériences de MM. Pidoux et Trousseau, que ce n'est qu'en prenant de 4 à 8 grammes de soufre par jour, à dose fractionnée, que l'odeur hépatique apparaît quelquefois? En partant de cette donnée, qui paraît être bien juste, et calculant la quantité d'eau la plus sulfureuse de Luchon qu'il faudrait boire pour obtenir l'effet avancé par M. le docteur Lambron, on arrive à un résultat auquel notre confrère n'a pas, à coup sûr, songé. Il faudrait, en effet, qu'un malade absorbât, en 24 heures, pour exhaler l'odeur sulfureuse, le nombre impossible de 132 litres d'eau pour le moins.

Quoi qu'il en soit, il résulte des nombreuses expériences faites jusqu'à ce jour que le soufre introduit en nature dans les voies digestives est absorbé, et qu'il peut être retrouvé dans les urines à l'état d'hyposulfite, de sulfite, ou même de sulfate, comme nous l'avons déjà dit.

Les propriétés physiologiques du soufre mis en contact avec la peau, sont de l'irriter, et de donner une plus grande activité à son travail sécrétoire. Mis sur des dartres humides, il les avive et en modifie la sécrétion.

Dans les eaux blanches de Luchon et bleues d'Ax, le corps se trouve plongé dans de l'eau tenant en suspension du soufre à l'état de poussière très fine. Quoique bien affaiblis dans leur énergie, ces bains ne sont pas cependant sans action sur l'économie. J'ai vu des malades à Ax ne pas pouvoir supporter un bain Fontan, même lorsque l'eau était mise à refroidir depuis plus de 12 heures, c'est-à-dire lorsque la plus grande partie du sulfure se trouvait décomposée. Dans ces circonstances, comme dans le cas que nous avons examiné tout d'abord, le soufre est en contact avec les liquides alcalins de certains points de la peau, qui le transforment en composés solubles et lui permettent ainsi d'être absorbé.

2° *Sulfure de sodium et de potassium.* — Ces composés ont, sur l'économie animale, une action à peu près analogue. Leurs effets sont plus énergiques que ceux du soufre en nature, et sont produits à des doses bien plus petites. Le docteur G. Astrié a fait sur lui-même, avec le sulfure de sodium, une série d'expériences que je suis heureux de pouvoir résumer ici.

Une dose de 5 à 10 centigrammes de sulfure de sodium a suffi pour produire sur lui les phénomènes que nous avons cités plus haut, en parlant du soufre, c'est-à-dire une augmentation de l'appétit et de la soif, la gêne du pharinx, des rapports nidoreux, de la constipation avec émission de gaz fétides, de la pesanteur de tête, un peu de sécheresse des yeux, etc., etc. Une chose assez singulière, et qu'il attribue à une impressionabilité variable, c'est que les effets qu'il a ressentis n'ont pas toujours été en rapport avec l'augmentation de la dose.

« Une dose de 20 à 25 centigrammes à la fois, dit-il, « procure de l'ardeur à l'estomac, une sensation de chaleur « qui parcourt l'abdomen, de la soif, des déjections alvines « fétides, une stimulation vasculaire évidente, surtout si « l'on répète la dose dans la journée. Un état fébrile se « développe, si l'on augmente la quantité, avec irritation « des muqueuses bronchiques, se traduisant par de la « chaleur, de la toux, et une hypersécrétion où l'on « retrouve l'odeur sulfurée; des stries de sang se mêlent « aux crachats. Des sueurs exhalant une mauvaise odeur se « montrent, mais sont loin d'être constantes. Les urines « paraissent plus chargées de sels. »

Les deux cas de M. Chanterelle, lus à l'Académie de médecine, en 1825, rappellent aussi les accidents occasionnés par l'injection involontaire de plusieurs grammes de sulfure de potassium dans l'estomac. Immédiatement après la boisson composée de sulfure de potassium et de tisane, chaleur âcre dans la bouche et au palais, dans l'œsophage, jusque dans l'estomac, qui finit par devenir douloureux. Vomissements de soufre précipité, de foie de soufre non encore décomposé et production d'acide sulfhydrique; en même temps, déjections de caillots de sang.

Dans l'un des cas, l'acide sulfhydrique fut produit en si grande abondance, qu'il s'introduisit dans les poumons et occasionna l'asphyxie en quelques minutes.

« Dans mes expérimentations répétées sur les animaux, « dit Gustave Astrié, j'ai été frappé de l'action toxique « puissante des sulfures alcalins. 20 centigrammes ingérés « dans l'estomac d'un cochon d'Inde l'ont tué en 3 minutes. « Un jeune chien a été tué par 75 centigrammes ingérés « en une fois, après la ligature de l'œsophage. Un lapin « qui avait survécu à une dose de 40 centigrammes ingérés « en deux fois à deux heures d'intervalle, succomba « comme foudroyé à une nouvelle dose de 20 centi- « grammes. Je n'ai jamais trouvé de traces d'inflammation « dans l'estomac, seulement la muqueuse offrait un léger « irisé blanc dans beaucoup d'endroits; il y avait dégage- « ment d'hydrogène sulfuré, la réaction gastrique était « acide. »

L'estomac des animaux, sur lesquels expérimentait l'auteur dont je parle, une fois bien lavé, était hâché à petits morceaux, et, chauffé ensuite, il donnait de l'acide sulfhydrique qui devenait très abondant si on ajoutait un acide. Le liquide du foie a noirci le papier imbibé d'azotate d'argent, et jauni le papier mouillé par une solution mercurielle, quand on le faisait chauffer.

Le cœur, séparé des autres organes après que les vaisseaux avaient été liés, contenait, dans le ventricule et l'oreillette droite surtout, du sang en caillots noirâtres et mous; dans les cavités gauches, le sang était fluide et d'un brun rosé. Cet organe ne donnait pas de traces de sulfure ou d'hydrogène sulfuré, qu'on le traitât à chaud ou à froid, avec ou sans acides. Le sang de l'aorte a paru contenir des hyposulfites en assez grande abondance; pas de traces de sulfates.

Les poumons étaient souvent marqués d'ecchymoses brunes; leur teinte générale était rosée. Le sang de ces organes contenait des sulfures, de l'hydrogène sulfuré et des hyposulfites. La surface de la muqueuse de la trachée et des grosses bronches n'a offert que dans un cas des traces de sulfure.

Le cerveau et la moëlle contenaient de petites quantités de sulfure, mais ne paraissaient pas altérés dans leur consistance. Dans un cas, chez un lapin, il y a eu une plaque ecchymotique vers la naissance de la moëlle allongée.

Le rein et le sang des veines reinales réunis ont donné le plus souvent des traces de sulfure et des hyposulfites.

Les urines n'ont jamais paru, à G. Astrié, contenir des sulfures, mais l'iodure d'amidon était fortement décoloré par elles, et les réactions obtenues indiquent clairement qu'il a eu affaire à des hyposulfites. Le chlorure de baryum y a démontré l'existence de quantités considérables de sulfates. Ceci confirme bien ce que j'avais dit plus haut, que c'est surtout à l'état d'hyposulfite ou de sulfite, quelque peu à l'état de sulfate, qu'on doit retrouver les préparations sulfureuses introduites dans l'économie animale, et cela soit que ces produits sulfureux aient été absorbés par la muqueuse gastro-intestinale, soit qu'ils aient été introduits par leur contact avec la peau.

Le foie de soufre mis sur le tissu cellulaire ou sur le derme à découvert, enflamme fortement toutes les parties environnantes, et chez les animaux il peut de cette manière déterminer la mort. En contact avec la peau lorsqu'il est en solution dans un bain, il détermine, dans le cas où il y en a trop, une légère irritation cutanée, et si en même temps l'eau est trop chaude, il survient une vive excitation de toute l'économie, pouvant amener de la fièvre et de l'insomnie.

Les phénomènes chimiques qui se passent au contact du sulfure avec la peau sont les mêmes que ceux qui résultent du contact du sulfure avec les muqueuses, c'est-à-dire transformation en hyposulfite et en sulfite par les liquides alcalins sécrétés dans certains points du corps par la peau, et absorption, dans cet état de sels solubles.

Il résulte des expériences faites avant celles de G. Astrié, et de celles de cet auteur, que les sulfures ont la propriété chimique de fluidifier les humeurs de l'économie, et d'exciter les muqueuses et la peau. Ce sont ces propriétés qui sont en grande partie la base de la thérapeutique des eaux sulfureuses. C'est à ces propriétés, utilisées avec soin et intelligence, que sont dus les remarquables résultats obtenus dans certaines maladies que nous examinerons bientôt.

3° *Hydrogène sulfuré.* — L'action de l'hydrogène sulfuré sur l'économie animale est des plus intéressantes à étudier. Lorsqu'on injecte directement de l'acide sulfhydrique dans la veine jugulaire d'un chien, comme l'a fait M. le professeur Claude Bernard, cet acide est en très grande partie rejeté par les poumons, puisqu'un papier imbibé d'azotate d'argent, et placé devant la bouche de l'animal, est noirci en quelques secondes. Une partie de ce gaz subit cependant des transformations que nous allons étudier.

Si l'on introduit de l'acide sulfhydrique dans l'estomac, il est en partie rejeté sous forme d'émissions gazeuses, et il passe en partie dans le sang. Là il paraît agir tout d'abord, ainsi que l'a si judicieusement observé G. Astrié, comme gaz se substituant à un autre gaz, et c'est l'oxygène qui est remplacé par lui; aussi l'hématose est-elle la première fonction entravée. Le sang, au lieu de devenir rose et vermeil, reste noirâtre par suite de la présence de l'hydrogène sulfuré; de là naît une cause d'asphyxie. Mais, la partie d'oxygène qui reste en solution dans le sang, s'unit peu à peu à l'acide sulfhydrique, en le décomposant de manière à former de l'eau d'abord, et puis de l'acide sulfurique. Cette transformation a permis à G. Astrié de trouver, mais dans le cas seulement où les animaux sont morts dans le cours des expériences, des traces d'acidité dans le sang. On sait que l'état acide, normal dans les sucs des végétaux, est incompatible chez les animaux avec la vie. Cet acide ainsi produit dans les poumons se trouve immédiatement en présence des alcalis du sang qu'il sature, et il forme ainsi des sulfates qu'on peut, dans ce cas, retrouver aisément dans les urines.

Nous avons donc, dans ce cas, une double perte d'oxygène : dabord, le gaz sulfhydrique le remplace à l'état libre dans le sang, et le peu qui y est introduit dans la respiration sert à brûler les deux éléments de l'acide sulfhydrique pour former de l'eau et de l'acide sulfurique. Il n'est donc pas étonnant que les premiers symptômes éprouvés, dans les cas où on a respiré une trop grande quantité d'hydrogène sulfuré, soient des symptômes d'asphyxie et de stupéfaction des centres nerveux.

Suivons maintenant les phénomènes qui se passent lorsqu'on respire, comme l'a fait le docteur G. Astrié, ou lorsqu'on fait respirer de l'acide sulfhydrique libre à des animaux.

Si l'on s'expose à des émanations mêlées d'air et d'hydrogène sulfuré, on éprouve d'abord de la gêne dans la respiration et un peu de céphalalgie accompagnée de bourdonnements d'oreille. Si l'on prolonge son action, il survient des vertiges, des éblouissements, un mauvais goût avec afflux de salive dans la bouche, quelques coliques avec des émissions de gaz fétides. L'urine s'impreigne d'une mauvaise odeur sans contenir des traces d'acide sulfhydrique libre. Les veines du cou se gonflent, il survient un malaise général, des lassitudes avec des douleurs de tête et de la tendance au sommeil. Le pouls est ralenti.

Si l'on prolonge encore les inspirations sulfhydriques sans renouveler l'air, la respiration devient courte et fréquente, des sueurs froides baignent la face, la vue se trouble. Un état semi-lypothimique joint à une sorte d'ébriété vertigineuse, vient compliquer l'état de la tête ; la démarche est chancelante, l'haleine empoisonnée, la bouche *saliveuse*. Un engourdissement général rend les membres presque insensibles, et des nausées surviennent.

Tels sont les phénomènes que G. Astrié a pu observer sur lui-même, mais il n'a pu, sans danger, pousser plus loin l'expérience. Le reste de la journée dans laquelle il fit ces essais, il éprouva un brisement et une prostration considérable, avec de l'inappétence. Il eut de la diarrhée, et son haleine devint sulfureuse. Les urines étaient chargées et puantes. La chemise et les draps de lit avaient pris une odeur hépatique. Il respira quelques vapeurs de chlore, et le malaise ainsi que les exhalaisons fétides eurent disparu dès le lendemain.

Le séjour dans une atmosphère contenant une plus grande quantité d'acide sulfhydrique que dans le cas qui vient de nous occuper, aurait, à coup sûr, déterminé la mort. Il suffirait de quelques secondes pour faire périr un homme enfermé dans une atmosphère composée d'acide sulfhydrique pur. Comme on le sait, un oiseau meurt très vite dans un air contenant $\frac{1}{1500}$ de ce gaz, un chien de moyenne taille dans un air en contenant $\frac{1}{800}$, et un cheval dans un air qui en renferme $\frac{1}{250}$. On le voit donc, ce gaz est un poison des plus vénéneux, puisqu'il en faut d'aussi faibles quantités pour occasionner la mort.

Tous ces détails nous amènent aussi à conclure à l'utilité de parfaitement connaître la composition de l'air des étuves, dans les stations sulfureuses donnant lieu à d'abondants dégagements de gaz sulfuré; afin d'apprécier les avantages et les désavantages de leur emploi.

Mais ce n'est pas seulement sur lui-même que G. Astrié

a voulu expérimenter. Il a fait aussi de nombreux essais sur les animaux, et voici quels sont les résultats auxquels il est arrivé.

A force d'injections répétées de gaz hydrogène sulfuré dans le sang d'un chien, il a fini par le tuer, mais il n'a pas trouvé la moindre trace de gaz dans les cavités du cœur, preuve que l'hydrogène sulfuré était parfaitement dissous dans le sang. Ce sang était noirâtre.

Injecté dans la plèvre, l'acide sulfhydrique a produit une suspension, probablement mécanique d'abord, des mouvements respiratoires, l'insensibilité du pouls, un relâchement général, et si la dose était considérable, on trouvait la plèvre devenue verdâtre, et du sang noir dans le cœur.

Mis en solution dans le tissu cellulaire, il a produit la mort des animaux, et a rendu le sang visqueux et noirâtre.

Ce qui a le plus frappé G. Astrié dans les inspirations d'acide sulfhydrique à l'air libre, qu'il a fait subir aux animaux, c'est un grand abattement de l'animal, qui ne bougeait plus de quelque temps, malgré toutes sortes d'excitations.

Les animaux sur lesquels il a opéré, lui ont offert, en général, à l'autopsie, les cavités nasales et bronchiques tapissées d'une mucosité visqueuse et brunâtre; le sang était épais et noir, les parenchymes de divers organes étaient noirâtres, la contractilité musculaire abolie, les muscles se déchiraient facilement en répandant une odeur fétide, et leur putréfaction ne tardait pas à commencer.

Dans un essai d'inspiration de gaz sulfhydrique sur un lapin, dont la tête plongeait dans ce gaz mêlé d'air, il ouvrit un côté du thorax jusque sur la plèvre costale, dans une petite étendue, et le sang des artères intercostales voisines lui parut se rapprocher par la couleur du sang des veines; le diaphragme accélérait convulsivement ses mouvements, le cœur paraissait tout noirâtre dans sa portion auriculaire distendue. L'animal succomba au bout de 3 minutes.

Le sang était acide, et c'est là une chose remarquable, puisque M. C. Bernard n'a jamais pu donner de l'acidité au sang, même en injectant de l'acide lactique et de l'acide acétique dans les veines des animaux. L'urine prise dans la vessie a donné aussi une réaction acide sans traces de sulfure. Les sulfates avaient sensiblement augmenté dans le sang et dans les urines.

G. Astrié paraît étonné de ce que, dans ses expériences, il a vu que l'hydrogène sulfuré produit un effet stupéfiant du système nerveux plus marqué lorsqu'il est respiré et que l'animal est plus petit, que lorsque ce gaz est injecté par le rectum ou de tout autre manière. En invoquant les connaissances anatomiques et physiologiques, le fait dont je parle devient parfaitement explicable. C'est que, dans les deux cas, les conditions physiologiques ne sont pas les mêmes. En injectant, en effet, l'acide sulfhydrique par le rectum ou par les veines jugulaires, ce gaz, avant d'arriver dans le cœur gauche, passe dans les cavités droites du cœur et dans le poumon ; là, dans ce dernier organe, il est éliminé en grande partie, comme le prouvent les expériences de M. C. Bernard. Une certaine quantité cependant, passe dans le cœur gauche et dans les artères, mais cette portion n'est jamais bien grande. Porté par les artères dans tout l'organisme, il n'est pas étonnant que quelques effets stupéfiants soient le résultat de cette expérience. Lorsqu'au contraire l'animal est plongé dans une atmosphère d'acide sulfhydrique et d'air, ce gaz se trouve en présence d'une surface absorbante très étendue, toute la surface interne du poumon ; étant soluble dans le sang, il suit la même route que l'oxygène, arrive au cœur gauche, qui, de là, le fait passer dans tout l'organisme et, par suite, dans les centres nerveux sur lesquels il produit les effets que nous connaissons déjà.

Je ne parlerai pas longuement des effets produits par suite de la saturation de l'air par la vapeur d'eau dans les salles de bains de Luchon, et que notre confrère, M. le docteur Lambron, attribue à la présence de l'acide sulfhydrique. D'après lui, la présence prolongée, dans un cabinet de bains, d'une personne qui ne se baigne pas, peut entraîner des accidents qui se rapprochent complètement de ceux produits dans un empoisonnement par l'acide sulfhydrique, et c'est bien à la présence exagérée de ce gaz dans les cabinets de bains qu'il rapporte ces accidents.

En prenant les résultats des analyses de M. le Professeur Filhol, il est clair que, dans une salle de bains, il n'est pas possible que l'acide sulfhydrique produise des effets aussi violents que ceux qu'avance M. Lambron. Si l'acide sulfhydrique exerce une action incontestable sur l'hématose, lorsqu'il existe en assez grande quantité, il est bien évident aussi que la température élevée de la salle de bain, la diminution de l'oxygène par suite de cette température et de la dilatation de l'air, ainsi que par la transformation d'une partie de l'acide sulfhydrique en soufre et en eau, et la saturation de l'air par la vapeur d'eau, causeront des troubles généraux bien plus grands que ceux produits par la présence d'une très faible proportion de gaz sulfhydrique. Laissons, du reste, parler M. le Professeur Filhol sur ce sujet.

« Le séjour dans les galeries souterraines de Luchon, « dit l'éminent chimiste, qui sont de véritables étuves « sèches, est moins pénible que celui qu'on peut faire dans « les étuves humides. Dans les étuves sèches, on est sur- « tout incommodé par la haute température à laquelle on « est soumis, 35° environ, et par l'action qu'exerce sur « l'économie un air pauvre en oxygène, et riche en acide « sulfhydrique, etc. »

On le voit donc, dans les étuves sèches, même avec une grande quantité de gaz sulfhydrique, mais les fonctions de la peau et des poumons pouvant s'accomplir facilement, on souffre moins que dans les étuves humides, où, la saturation de l'air par la vapeur d'eau empêche les poumons d'émettre la quantité de vapeur d'eau nécessaire, et les glandes sudoripares de fonctionner. Ce n'est donc pas à un empoisonnement par l'acide sulfhydrique qu'il faut attribuer les accidents décrits par l'inspecteur des eaux de Luchon, mais à une congestion du cerveau et des poumons, déterminée par un arrêt des fonctions pulmonaires et cutannées.

Des expériences qui précèdent, expériences si habilement dirigées par le docteur G. Astrié, il résulte que l'action physiologique du gaz sulfhydrique est toute contraire de celle que nous avons reconnu au soufre et aux composés sulfureux, c'est-à-dire qu'au lieu d'être excitante, elle est stupéfiante par excellence des systèmes nerveux et respiratoires.

4° *Hyposulfites et sulfites.* — Ces composés existent à l'état de sulfite et d'hyposulfite de soude, dans plusieurs sources d'Ax, en quantités assez notables, comme on peut le voir dans le tableau que j'ai donné à ce sujet. On sait de plus, d'après ce qui a été dit plus haut, que les sulfures absorbés par les voies digestives et entraînés dans le torrent de la circulation, éprouvent des changements qui les font passer en grande partie à l'état d'hyposulfite et de sulfite. Il faut donc déterminer les propriétés que ces sels exercent sur l'économie.

Ces deux composés agissent de la même manière; aussi leur étude ne doit-elle pas être séparée. Tous deux sont solubles dans l'eau et parfaitement absorbables dans cet état. M. Mialhe et G. Astrié ont fait sur ces composés sulfureux de nombreuses expériences desquelles il résulte les faits suivants :

Mis en contact avec les globules du sang, ils leur conservent parfaitement leurs formes et leurs propriétés; ils éclaircissent le sang en le fluidifiant, et lui donnant une teinte rosée fort belle. Cependant ils ne dissolvent que bien imparfaitement les caillots fibrino-sanguins.

Ils exercent une action fluidifiante sur les matières mucoïdes et albuminoïdes. Les précipités albumino-mercuriels, qu'on obtient en versant un sel soluble de mercure dans un liquide contenant de l'albumine, sont très promptement redissous et rendus limpides par les hyposulfites et les sulfites. Les sulfures dissolvent aussi ces composés albumino-hydrargyriques, mais ils ne les rendent pas transparents, il y a toujours un précipité de sulfure de mercure qui donne une teinte brune. Les composés albumino-plombiques sont tout-à-fait dans le même cas que les composés albumino-mercuriels. C'est sur cette propriété de dissoudre ces composés albumino-métalliques que repose une partie de la médication sulfureuse dans certaines maladies que nous examinerons bientôt.

Je sais cependant que les idées de M. le Professeur Filhol à ce sujet ne sont pas les mêmes que celles des auteurs que je viens de citer. Il résulte des nombreuses expériences de ce savant, qu'il faut, pour déterminer avec les sels mercuriels la coagulation de l'albumine du sang, des doses de ces sels dépassant de beaucoup celles qui sont toxiques. A plus forte raison, ces composés hydrargyriques, lorsqu'ils sont pris à dose thérapeutique, ne doivent-ils pas former de précipité dans le sang. Comme on le voit, la science n'a pas encore dit son dernier mot sur ce point.

Les effets d'excitation générale produits par les sulfites et les hyposulfites sont très faibles. Ils irritent rarement les premières voies, augmentent notablement les quantités d'urine. Ils ne produisent d'accidents toxiques qu'à des doses bien plus élevées que les sulfures.

Telles sont les actions chimico-physiologiques des composés sulfureux que nous venons d'examiner. Passons à leur étude thérapeutique.

CHAPITRE XI.

Action thérapeutique des composés sulfureux précédents.

Parmi les composés sulfureux examinés plus haut, les sulfures et les hyposulfites sont ceux dont l'action thérapeutique doit nous être le mieux connue, car ce sont eux surtout qui exercent une action bien évidente dans la thérapeutique des eaux sulfureuses.

Les sulfures alcalins sont en général préconisés dans plusieurs affections de la peau qui réclament une action dérivative ou une excitation particulière, pour aviver d'anciennes affections et les ramener à un état aigu qui en facilite la guérison. On administrait autrefois cet énergique médicament dans le croup, en potion et en sirop, mais on a abandonné aujourd'hui cette médication ; on la conseille encore dans la phthisie confirmée et dans le catarrhe bronchique chronique ; ce n'est que dans cette dernière affection qu'elle peut exercer quelque influence heureuse.

Mais c'est surtout sous forme de bains que les sulfures de potassium et de sodium sont préconisés. Ils agissent alors en donnant à la peau une vive excitation, qui, chez les personnes nerveuses et délicates, peut aller jusqu'à produire de la fièvre et de l'insomnie. C'est quelquefois cette fièvre et cette excitation générale que l'on veut obtenir chez les malades que l'on traite. Dans les affections chroniques, par exemple, comme la scrofule, le rhumatisme, les dartres, etc., cette vive excitation, appelant le sang vers la peau, détermine une véritable dérivation, donne, pour ainsi dire, un coup de fouet à l'organisme entier, qui, engourdi quelques instants, retrouve de nouvelles forces pour réagir contre la maladie.

Dans les cas d'atonie générale, de chlorose et d'anémie, l'usage des sulfures doit aussi produire, par l'excitation du système nerveux, des effets heureux pour les malades, surtout si l'on se rappelle que les sulfures alcalins ont une action directe sur le sang dont ils reconstituent, pour ainsi dire, les globules.

Le gaz sulfhydrique a été employé en médecine d'une manière à peu près inutile. Cependant on peut le regarder, en général, comme hyposthénisant des systèmes circulatoires et nerveux, pourvu toutefois que la température du milieu dans lequel on l'emploie ne soit pas assez élevée pour combattre ses effets. Dans la phthisie pulmonaire, ce gaz, respiré en quantité suffisante, a une action assez énergique pour empêcher les hémoptysies. Ne serait-ce pas là une action due à la présence d'une petite quantité d'acide sulfurique obtenue dans les poumons par l'oxydation du gaz sulfhydrique en présence de l'oxygène de l'air? L'usage de l'eau de Rabel, ordonnée comme antihémorrhagique, ne pourrait-il pas servir de point d'appui à cette opinion?

Les hyposulfites et les sulfites viennent prendre place, dans leur histoire thérapeutique, auprès des sulfures. Dans certaines affections, cependant, ils semblent agir avec plus d'énergie encore que les sulfures, et cela se comprend facilement, puisque les sulfures sont transformés forcément en hyposulfites et en sulfites pour produire leur action sur les malades. Les maladies syphilitiques, attaquées par un traitement mercuriel, guérissent bien plus vite lorsqu'on accompagne ce traitement de l'usage prolongé de l'un de ces sels, que si on se contente d'administrer le mercure seul. C'est là un fait qui résulte d'abord des expériences de M. Mialhe et de G. Astrié, ainsi que des observations de plusieurs médecins, parmi lesquels il faut citer le docteur Pegot, exerçant à Luchon. Comme nous l'avons dit plus haut, c'est en rendant fluide le composé albumino-hydrargirique formé par le sang et la préparation mercurielle administrée, qu'agissent les composés oxygénés du soufre dont nous nous occupons. Nous avons assez longuement parlé des essais auxquels les résultats avancés par M. Mialhe et G. Astrié ont donné lieu, pour n'y plus revenir.

CHAPITRE XII.

Principes alcalins des eaux sulfureuses.

Ce n'est pas seulement le principe sulfureux qui agit dans les eaux dont nous nous occupons. A côté du principe sulfureux sont aussi d'autres composés chimiques qui ont une action bien marquée sur l'économie.

Nos humeurs et nos organes contiennent, à l'état de sels divers, la soude surtout, qui est l'alcali prédominant dans les eaux sulfureuses que nous étudions. Le sang est, comme on le sait, alcalin, et il fournit les matériaux des sécrétions de la salive, du suc pancréatique, de la bile, des urines, de la sueur et du suc gastrique. Si cette alcalinité normale du sang vient à être modifiée en plus ou en moins, des sécrétions que je viens de citer, les unes deviennent plus alcalines, et les autres moins acides.

Des sécrétions que j'ai citées plus haut, c'est celle de l'urine qui reçoit le plus vite la modification imprimée par l'usage des boissons alcalines. L'état sous lequel la soude et son carbonate sont absorbés est, d'après les recherches de M. Bouchardat et de M. Mialhe, le bicarbonate. Ils passent de nouveau dans le sang à l'état de carbonates simples à cause du phénomène de la respiration, et c'est sous cet état nouveau qu'on les rencontre dans les urines surtout. Mais si, par hasard, l'estomac reçoit la préparation alcaline quelque temps après un repas, c'est-à-dire au moment où il y a un afflux de suc gastrique, l'alcali pourra être en partie ou en totalité neutralisé par les acides du suc gastrique, et on le trouvera par la réaction urinaire changée d'une manière aussi complète.

Pris à l'état pur, les alcalins peuvent occasionner les accidents les plus graves; ils agissent comme caustiques, et ingérés dans l'estomac ils provoquent des douleurs très vives, suivies de vomissements quelquefois incoërcibles.

A petites doses de 25 à 60 centigrammes, prises d'une manière continue pendant 8 jours, comme l'a fait G. Astrié, ils déterminent de légers spasmes gastriques, excitent l'appétit et la soif, et accélèrent la digestion. Les urines sont plus abondamment sécrétées, et deviennent alcalines. La mixtion devient plus fréquente et s'accompagne parfois d'un peu d'ardeur au col de la vessie. Pendant la nuit surtout, il survient des démangeaisons avec sécheresse légère à la peau.

A des doses plus élevées, allant de 2 à 4 grammes, les phénomènes que je viens de décrire sont encore plus exagérés; et de plus, comme l'a démontré M. Claude Bernard, la sécrétion de la salive et du suc gastrique augmentent, tandis que l'usage des acides en diminuent la production.

L'usage abusif et prolongé des alcalins amène toujours un état cachectique caractérisé par la pâleur générale, la bouffissure, un amaigrissement croissant, et une grande tendance à la production d'hémorrhagies passives, avec disposition scorbutique du sang.

L'action thérapeutique des alcalis résulte des propriétés de ces composés chimiques que nous venons d'examiner.

Les bains additionnés de sels alcalins sont ordonnés tous les jours dans les affections squammeuses et prurigineuses de la peau.

On prescrit encore les préparations alcalines dans les

cas de dyspepsies, pour saturer les acides gastriques sécrétés en trop grande abondance.

Dans les cas de calculs vésicaux, on les a souvent ordonnés comme dissolvant les calculs. Bien des médecins distingués ont eu plusieurs fois l'occasion d'observer les bons effets des alcalins dans le cas dont je parle. M. Trousseau, Amussat, etc., citent, dans ces cas, des exemples nombreux.

Les goutteux semblent aussi se trouver très bien de l'usage prolongé, je dirai même continuel, du bicarbonate de soude. Je connais, pour ma part, plusieurs malades qui n'avaient jamais pu obtenir de soulagement en employant les remèdes ordonnés en général dans ce cas, et qui n'ont pu retrouver un peu de repos et de tranquillité que par l'usage des préparations alcalines.

Quant au traitement du diabète par les alcalins, je ne crois pas qu'il soit possible de dire encore quel en est le résultat définitif. Si M. Mialhe a admis des théories qu'il dit avoir été confirmées par ses expériences sur les malades, d'autres expérimentateurs, tout aussi recommandables par leur talent et leur savoir, ont combattu ses idées avec succès.

CHAPITRE XIII.

Autres composés chimiques des eaux sulfureuses.

Parmi les autres sels qui entrent dans la composition des eaux d'Ax, il y en a encore un qu'il faut surtout prendre en considération, car il y existe en quantités notables, c'est le chlorure de sodium.

Ce sel fait, comme les alcalis, partie des humeurs de notre économie, et est une des substances les plus utiles à l'homme. Il peut se comporter comme un agent dissolvant lorsque son action est directe, et a aussi une action particulière due aux deux autres substances qui le composent, le sodium et le chlore. Introduit dans la masse du sang, il sert en partie à la nutrition et s'échappe ensuite par les diverses voies d'élimination.

Les expériences de MM. Dumas, Roucher, etc., ont démontré son action dans l'artérialisation du sang, dans la conservation des globules, et même dans leur création et leur augmentation. D'après Liebig, par son action chimique sur certains sels introduits dans l'économie par l'alimentation, action qui a pour résultat l'élimination d'une partie de l'acide carbonique, il constitue dans l'acte de l'hématose un auxiliaire sans lequel le sang ne rougirait pas par le contact de l'oxygène.

L'abus du chlorure de sodium a des effets bien peu dangereux, si ce n'est chez les personnes qui se trouvent exposées à des influences particulières, telles que l'habitation dans un lieu et dans des conditions qui prédisposent au scorbut, cas dans lequel on a regardé l'abus du sel comme déterminant la maladie. G. Astrié l'a vu produire une ascite chez une jeune fille chlorotique, qui avait une passion pour ce condiment; l'ascite disparut quand on supprima l'usage du sel.

Lorsqu'on le prend en excès, il détermine une sécheresse de la bouche avec soif très vive. Il peut aussi, dans ce cas, occasionner des vomissements et purger.

Le chlorure de sodium est employé en médecine dans plusieurs circonstances. Il est considéré comme résolutif dans les contusions et les épanchements sanguins, ainsi que dans les entorses et dans les engorgements indolents des glandes.

Dans certains cas d'écrasement de toute une portion de membre, comme la main par exemple, même avec des solutions de continuité considérables, j'ai vu le chlorure de sodium, dissous dans de l'eau froide, produire les meilleurs effets. Il ne survenait pas de suppurations de mauvaise nature, et la cicatrisation des plaies était hâtée.

Les bains salés sont souvent ordonnés aux personnes délicates, aux femmes atteintes d'abaissement de matrice, aux jeunes filles chlorotiques; ils agissent alors comme toniques.

M. le docteur Amédée Latour accorde au chlorure de sodium une certaine valeur dans le traitement de la phthisie pulmonaire.

Tels sont les principaux usages du composé chimique que je viens d'étudier.

Avec lui existent encore, dans les eaux sulfureuses, d'autres composés oxygénés ou non; mais les proportions dans lesquelles on les trouve sont si faibles qu'il est difficile de leur attribuer une action bien réelle dans la thérapeutique minérale, dans certaines stations sulfureuses. Tels sont le fer, l'alumine, la magnésie, l'iode, etc., dont je n'ai pu retrouver, pour ainsi dire, que des traces dans mes analyses, faites sur 100 litres d'eau. Ce n'est que par la grande quantité de bains pris par les malades qu'on peut espérer un effet de ces corps minéralisateurs.

La glairine ou barégine, ainsi que la substance azotée tenue en solution dans les eaux sulfureuses, ont une action bien marquée, mais peu étudiée jusqu'ici, dans les médications thermo-minérales. Cette matière azotée soluble, qu'on absorbe en même temps que l'eau prise en boisson, doit agir naturellement comme substance nourrissante. En voyant, chez certains individus épuisés par de longues convalescences ou des suppurations abondantes, les forces, les couleurs et les chairs revenir, sous l'influence de la simple boisson d'eaux chargées de ces matières azotées, on peut aisément reconnaître cette action nutritive, reconstituante des eaux riches en glairines. On peut admettre aussi que ces mêmes eaux agissent par leurs matières azotées en produisant un effet béchique émolliant, comparable à celui des mucilages gommeux, effet qui s'associe heureusement à celui du principe sulfureux, en tempérant les effets de ce dernier, dans le traitement des affections pulmonaires. Le docteur G. Astrié ne serait pas éloigné de penser aussi de cette manière.

Les glairines ont été essayées comme topiques à l'hôpital

Saint-Louis, à Paris, et leurs bons effets ont été assez généralement reconnus. Le docteur Labat, à Cauterets, s'en était déjà servi avec avantage dans le traitement curatif des dartres.

Il est malheureux, comme le fait très judicieusement observer G. Astrié, que ces glairines ne soient pas plus utilement employées dans les stations minérales. En aménageant à cet effet toutes les sources d'Ax, de manière à les refroidir assez, pendant la saison morte, pour permettre à la barégine de se déposer, on pourrait faire des provisions énormes de cette matière végéto-animale, et faire prendre des bains mucilagineux en même temps que pourvus d'une action très énergique.

Je n'ai pu me procurer d'assez grandes quantités de ces substances pures, pour pouvoir en faire une analyse utile et complète. J'ai cependant examiné au microscope les barégines de certains établissements d'Ax. J'y ai trouvé des anguilules, des monades en grand nombre; je n'ai pas poussé plus loin leur examen.

M. le Professeur Filhol a eu la bonté de mettre à ma disposition une barégine qu'il a recueillie à Ax, il y a déjà plusieurs années. Cette matière présente tous les ans un phénomène très curieux et que jusqu'ici je n'ai vu nulle part signalé. Au printemps, elle devient verte à la surface, elle semble fleurir comme une plante. Cette floraison terminée, elle revient après quelques mois sur elle-même, prend un aspect moins vert, et retombe dans l'inertie pour reverdir de nouveau au printemps. C'est au moment où cette barégine était verte que je l'ai examinée ou microscope; elle fourmillait de monades, et ce sont les seuls infusoires que j'ai pu y découvrir.

CHAPITRE XIV.

Calorique considéré comme agent thérapeutique.

Les températures de l'eau comprises entre un degré très élevé, où l'eau est capable de produire jusqu'à des vésications, et celui de la glace, sont nécessaires à la thérapeutique. Les températures intermédiaires interviennent toujours dans les eaux sulfureuses comme adjuvants des principes minéralisateurs, et à elles seules même, elles peuvent produire des effets aussi actifs que ceux occasionnés par des quantités considérables des substances qui existent dans la composition des eaux sulfureuses. C'est avec grande raison que M. Fontan a dit, qu'avec un bain fourni par l'eau de la source Bayen, mais à des températures convenables, il se chargait de calmer le système nerveux d'un homme des plus nerveux et des plus forts, et d'exciter celui de la petite maîtresse la plus tranquille. C'est avec autant de raison qu'Anglada écrivait avant M. Fontan, qu'on trouvera plus souvent qu'on ne le pense des sources thermales d'une constitution homogène, qui se prêteront à des indications différentes, simplement parce qu'elles n'agiront pas avec la même température.

L'action des matières qui minéralisent l'eau et qui sans aucun doute exercent une action réelle sur l'organisme, variera, suivant que cet organisme sera dans un état d'éréthisme occasionné par l'excitation du calorique, ou suivant que des températures peu élevées auront placé le corps dans des dispositions différentes et toutes opposées.

Dans le travail du docteur G. Astrié que j'ai eu déjà l'occasion de souvent citer, cet auteur divise très rationnellement les effets du calorique en trois catégories : ceux obtenus par le calorique s'élevant bien au-dessus de la température du corps; ceux occasionnés par une chaleur égale à celle du corps ; enfin ceux qui résultent d'une température inférieure à celle du corps.

Le calorique lorsqu'on l'emploie à des températures

élevées, détermine des effets très peu différents, soit qu'on l'emploie en bain, soit en étuve.

Les liquides du corps, le sang surtout, prennent une température bien au-dessus de la normale, que la transpiration pulmonaire et cutanée peuvent seules combattre. Aussi ces deux fonctions sont-elles accélérées. Le cœur a une impulsion plus forte, et la circulation générale est très activée, soit par l'effet direct de la chaleur, soit par l'excitation quelquefois très grande du système nerveux, due aussi à l'action du calorique. Aussi, par suite d'un séjour prolongé, dans un milieu beaucoup plus chaud que le corps humain, peut-on voir se produire les accidents les plus graves, tels que des congestions locales sur des organes essentiels, et souvent même des apoplexies. Le surcroit excessif de calorique du milieu dans lequel on est plongé peut occasionner une véritable fièvre inflammatoire. C'est ce surcroît de calorique, qui habilement dirigé produit dans certaines maladies ces révulsions du côté de la peau qui sont si favorables à la guérison ou à la diminution des rhumatismes chroniques, des engorgements chroniques, des glandes et des organes intérieurs, ainsi qu'à la résolution de certaines tumeurs indolentes qui ne sauraient disparaître sans cela.

Dans ces circonstances, tandis que certaines fonctions, certaines sécrétions sont activées, d'une manière bien sensible, comme les fonctions de la peau et les sécrétions des glandes sudoripares, sébacées, etc., les reins et les glandes salivaires produisent une quantité moindre d'urine et de salive.

Les applications du calorique en médecine, varient suivant les individus et suivant les maladies que l'on a à traiter. Pour certains individus un bain sera frais ou tempéré, tandis que pour d'autres il sera beaucoup trop chaud; à cette température il pourra produire un effet sédatif chez les premiers, et exciter désagréablement les seconds.

Il faut donc se fixer pour ordonner les températures convenables sur l'habitude que les malades ont acquise en général par eux-mêmes, et tenir compte, dans ces cas, de ce qu'ils ont su observer sur eux.

La température du milieu utilisée comme agent thérapeutique, étant à peu près la même que celle du corps, ne produit aucun effet excitateur sur les personnes qui la subissent, et cette température peut être fort utile dans certains cas où les congestions seraient à redouter.

Les températures basses sont d'un bien fréquent usage et d'une immense utilité en médecine. Localement, elles sont employées pour combattre des congestions, des inflammations, et dans ce cas, il faut que leur usage soit prolongé. Généralement le froid peut être employé pour produire deux effets tout-à-fait différents, une excitation ou une sédation. Le premier effet exige un usage momentané, et le second ne s'obtient que par un usage prolongé pendant un certain temps. Mais, comme les bains trop chauds, les bains froids peuvent par un emploi non méthodique et inintelligent occasionner les accidents les plus graves. En effet, dans un bain froid, le sang de plus en plus refoulé de la périphérie au centre, c'est-à-dire sur les organes intérieurs, peut déterminer des congestions qui se termineront par apoplexie dans certains cas. Ainsi, quoique agissant en sens contraire de la chaleur, le froid peut produire des désordres tout aussi regrettables.

La température peu élevée d'un bain permet aux substances médicamenteuses d'être absorbées avec facilité, car dans des conditions de froid convenables, le corps absorbe et gagne, au lieu d'émettre et de perdre, comme il le fait dans un milieu dont la température surpasse celle du sang.

Le froid produit aussi cette sédation si utile dans les inflammations chroniques de certains organes, et dans les maladies essentiellement nerveuses. Ce n'est que par un usage prolongé qu'il peut produire la sédation. Lorsqu'on en fait usage d'une manière pour ainsi dire instantanée, il produit, au contraire, un véritable refoulement du sang dans les organes intérieurs, mais comme son action est brusque, une réaction vive s'établit aussitôt, et détermine une excitation générale, fort utile chez les individus à tempéraments faibles et lymphatiques, ainsi que dans les cas d'anciens engorgements, soit des glandes, soit des articulations.

Telles sont les actions produites par le calorique, dont l'usage est si fréquent dans la thérapeutique des eaux minérales, et dont la direction est d'une difficulté que peut seulement surmonter une grande habitude. Pour moi, bien des accidents, qui arrivent dans les stations thermales, sont dus à la négligence et au peu de connaissances des garçons de salles, qui donnent aux bains une température quelconque, en ne se servant pas du thermomètre. Bien des personnes subissent cette température croyant qu'il la faut telle qu'elle a été préparée, et de là souvent des fièvres inflammatoires, souvent aussi, par la suite, des congestions dangereuses. Je n'ai encore jamais vu survenir d'apoplexies par suite d'une telle négligence, mais il y en a des exemples incontestables. Du reste, les simples accidents occasionnés par des bains trop chauds, sont bien suffisants, pour que, dans la station d'Ax surtout où la température de l'eau est excessive, on surveille un peu mieux les garçons chargés de la préparation des bains.

CHAPITRE XV.

Manière dont agissent sur l'économie les eaux sulfureuses chaudes en général, et celles d'Ax en particulier.

D'après tout ce que je viens de dire, il reste bien démontré que ce n'est pas seulement le principe sulfureux qui agit sur l'économie animale dans l'usage des eaux sulfureuses. Leur mode d'action est le résultat de l'effet produit par chacun des composés chimiques et des éléments actifs que contiennent ces eaux. Il est cependant des cas, dans lesquels ce sera surtout l'un des éléments qu'on devra rechercher de préférence. Ainsi, par exemple, dans un cas de gale, il est à peu près certain que c'est au principe sulfureux que reviennent les grands avantages de la médication balnéaire. Dans un cas de douleurs rhumatismales, le calorique joue le principal rôle dans le traitement. Lorsqu'on a affaire à la phthisie il est probable que le chlorure de sodium contenu en abondance dans ces eaux, et dont M. le docteur Amédée Latour a obtenu de si bons effets pour cette maladie, ne reste pas sans action. Dans les cas de syphilis traités par le mercure, en même temps que par les eaux sulfureuses, les hyposulfites et les sulfites doivent être plus actifs encore que les sulfures.

Mais examinons la manière générale dont les eaux sulfureuses alcalines agissent sur l'économie saine. C'est M. Bonjean qu'il faut écouter surtout, pour connaître quelque chose de positif à ce sujet. Après lui, G. Astrié a aussi expérimenté dans ce sens pour arriver à la connaissance à peu près certaine de la vérité. Dès le début de l'usage d'une eau alcaline, les urines deviennent neutres, d'acides qu'elles étaient d'abord, et puis enfin alcalines. Cette alcalinité dure tout le temps du traitement, et disparaît ensuite, lorsque depuis très peu de temps on ne fait plus usage de l'eau sulfureuse. Les autres liquides de l'économie, comme j'ai eu l'occasion de le dire plus haut, participent à cette action générale des eaux alcalines sulfureuses. Les résultats que je viens d'indiquer sont plus prompts et mieux prononcés, lorsqu'au lieu de boire seulement l'eau, on fait en même temps usage des bains.

A Ax, comme l'a observé G. Astrié sur plusieurs malades et sur lui-même, certaines sources produisent cette alcalinité des liquides d'une manière plus prompte et plus complète que d'autres, ainsi par exemple la source Bleue du Teich.

L'eau du Bain fort d'Ax, a été décrite par G. Astrié, comme produisant les effets particuliers suivants. Elle serait diaphorétique en boisson, et exciterait dans ce cas la sécrétion des glandes sébacées, qui, dit G. Astrié, donnent parfois à la figure un luisant onctueux. En y joignant l'usage des bains, la peau reste rosée, moite, chaude, moins sensible aux influences extérieures. Des démangeaisons, quelquefois des éruptions papuleuses légères et passagères se montrent. Leur usage prolongé produit un état de surexcitation des fonctions cutanées avec tension, chaleur, rougeur et sensibilité exagérée. Il se fait des poussées furonculeuses ou d'érithèmes variés.

Pour ma part, je ne puis attribuer en grande partie ces phénomènes qu'à une cause, c'est à la chaleur. On a en effet l'habitude de donner à l'établissement du Couloubret des bains à une température beaucoup trop élevée, et je crois que c'est cette température, qui, dépassant quelquefois 38° et 39°, détermine les éruptions papuleuses. J'ai vu souvent, et j'ai pu à deux reprises l'observer sur moi-même, des bains ordinaires occasionner dans un cas une éruption papuleuse, et dans l'autre déterminer une véritable poussée qui augmenta sensiblement une éruption d'acné existant déjà sur plusieurs points de mon corps.

Je ne nie pas dans les cas pareils à ceux que cite G. Astrié, l'influence des éléments minéralisateurs; cependant, ce que je ne puis admettre, c'est qu'une source minéralisée de la même manière qu'une autre, mais en moins grande abondance, puisse avoir une action plus efficace que cette autre.

En général, l'appétit est surexcité par les eaux d'Ax; les digestions sont plus actives et ne se troublent que lorsqu'on fait un usage immodéré de l'eau. Pour certains estomacs et intestins délicats, ces eaux déterminent aussi quelques accidents inflammatoires, lorsqu'on en fait un usage un peu trop prolongé. Elles peuvent aussi aller jusqu'à exciter l'appareil urinaire d'une manière désagréable, soit en augmentant la quantité d'urine, soit en déterminant quelques accidents d'inflammation vers le col de la vessie.

Du côté de la poitrine, les eaux d'Ax produisent des phénomènes intéressants et utiles à connaître. Elles déterminent en général, soit en bain soit en boisson, et j'ai pu bien souvent l'observer sur moi-même, une excitation des systèmes circulatoire et respiratoire, avec pesanteur de tête et tendance au sommeil. De plus, elles activent d'une manière bien marquée la formation des tubercules, dans les cas où on les prend en trop grande quantité, tandis que prises avec modération, elles semblent enrayer quelque temps la maladie. G. Astrié a vu l'eau du Bain fort déterminer pendant six années de suite, à chaque saison thermale, une hémoptysie chez un individu pléthorique, sans qu'il y ait jamais eu de signes de tuberculisation. En général, les eaux d'Ax déterminent des maux de gorge, et amènent une légère toux, même chez les personnes bien portantes. Elles facilitent en général l'expectoration.

Le système nerveux est quelquefois vivement impressionné par les eaux d'Ax. J'ai vu des sources, telle que la source Fontan, dont l'eau refroidie occasionnait, chez certains malades, des tintements d'oreilles ainsi que des bourdonnements, et avec cela des vertiges quelquefois fort désagréables, accompagnés de la perte du sommeil ou de rêveries fatiguantes.

Tels sont les effets que l'on pourrait appeler physiologiques, produits par les eaux d'Ax sur l'économie. Leur connaissance nous sera utile pour déterminer l'utilité de leur usage dans certaines maladies.

CHAPITRE XVI.

Maladies traitées avantageusement par les eaux sulfureuses chaudes.

Je ne dirai pas, comme font certains médecins d'eaux thermales, que les eaux d'Ax guérissent toutes les maladies; je commettrais, en tenant ce langage, une faute que les médecins sérieux auraient raison de ne pas me pardonner. Si beaucoup d'affections se trouvent également bien modifiées dans des stations minérales appartenant à la même famille, il a été reconnu de tout temps que certaines ont la propriété de guérir des maladies qui n'avaient pu céder à l'usage répété de quelques autres d'entre elles. Ainsi, en France, et surtout dans les Pyrénées, les Eaux-Bonnes ont eu de tout temps une action manifeste contre les bronchites et les phthisies non accompagnées de fièvres.

Cauterets fournit une source, celle de la Raillère, qui a un certain renom pour les affections pulmonaires, catarrhales et tuberculeuses.

Baréges a une supériorité reconnue pour les maladies des os, et surtout pour les vieilles plaies d'armes à feu.

Labassère a donné de grands succès dans le traitement de la pellagre.

Bagnères-de-Luchon a, d'après M. Fontan, une action spéciale dans l'herpetisme sous ses diverses manifestations éruptives, et dans les syphilis.

Ax a parfaitement guéri de tout temps les rhumatismes chroniques, les scrofules et les dartres.

Les eaux de Molitg guérissent vite les ulcères cutanés.

De tout temps, ces qualités spéciales aux sources que je viens d'énumérer ont été reconnues; il serait inutile de les démentir, car l'expérience les a consacrées. Je vais, au contraire, par les observations que j'ai pu recueillir, montrer que les eaux d'Ax méritent bien la réputation qu'on leur a accordé de guérir surtout les rhumatismes, les scrofules et les dartres. Pour arriver à ce but, je vais me servir de quelques observations qui me sont personnelles, de celles qu'a bien voulu me fournir mon ami, M. le docteur Nogués, professeur de clinique à l'Ecole de médecine de Toulouse, enfin je puiserai à pleines mains dans les milliers d'observations relatées par le docteur G. Astrié.

CHAPITRE XVII.

—

Indications générales de l'emploi des eaux sulfureuses thermales.

La médication thermale sulfureuse n'est pas autre chose qu'un agent thérapeutique qu'on administre à un individu malade, de la même manière qu'on lui fait prendre un remède. Ce remède, nous venons d'apprendre à le connaître par l'étude séparée que nous avons faite des éléments qui le composent, et nous pouvons, d'après cela, voir qu'il est aisé par lui de produire plusieurs effets, qu'il serait difficile et même impossible d'obtenir d'une façon aussi prompte et aussi complète avec tout l'arsenal pharmaceutique. Les effets qu'il permet de produire sont, d'après ce que nous avons vu : des effets excitants et, par suite, toniques, irritants, sédatifs, dépurateurs et perturbateurs.

L'*excitation* est produite soit par le calorique, soit par le principe sulfureux, qui a pour propriété, comme nous l'avons déjà vu plus haut, d'agir directement sur le sang, qu'il revivifie dans les globules eux-mêmes, et sur le système nerveux. Ainsi, l'excitation produite par les eaux sulfureuses est d'abord générale, et ce n'est que plus tard, qu'elle peut produire des effets et des résultats locaux sur divers organes. Aussi faut-il, avant d'employer ces eaux, avoir soin d'examiner si tout l'organisme est en état de recevoir cette excitation nouvelle. Qu'un organe se trouve fluxionné, congestionné avant l'usage des eaux sulfureuses, celles-ci ne contribueront qu'à augmenter l'afflux du sang, qui sera funeste. Cette excitation n'est nécessaire que lorsque l'économie est languissante ou affectée de quelque lésion locale chronique, sans trace aucune d'inflammation, et lorsqu'un afflux de liquide nourricier est important à obtenir. La fièvre que détermine cette excitation peut être quelquefois utile, surtout lorsqu'il s'agit d'augmenter les fonctions de tous les organes éliminateurs, dont le but est de débarrasser l'économie d'un principe qui lui est nuisible.

Dans les cas de syphilis anciennes traitées par le mercure, sans que cet altérant spécial ait pu déterminer la guérison, la médication sulfureuse donne aux organes éliminateurs un excès de vitalité et d'action qui fait que, sous l'influence de la transformation chimique subie par le sel mercuriel au contact des sulfites et des hyposulfites, ce sel est éliminé avec une grande rapidité. Sans cette action chimique et cette excitation générale, l'élimination aurait-elle lieu d'une manière aussi complète ?

Cette excitation générale est nécessaire dans les cas de maladies constitutionnelles longues, où l'organisme tend à créer des matériaux étrangers et incompatibles avec la vie. Elle est aussi fort utile pour imprimer un nouvel élan aux forces épuisées par une longue maladie pyrexique, et après laquelle les appareils organiques semblent languir. Dans les cas d'atonie des systèmes lymphatiques et nerveux, cette excitation est, si j'ose le dire, le seul moyen de rétablir l'équilibre et l'état normal. Lorsqu'il s'agira d'obtenir la résolution, l'absorption des matériaux étrangers à l'organisme, cette action des eaux minérales sera aussi d'une utilité fort grande.

La *révulsion* est un des moyens les plus précieux que fournissent à la thérapeutique les eaux d'Ax surtout; leur température élevée et les qualités irritantes de quelques-unes sont employées avantageusement pour déterminer des révulsions du côté de la peau. L'immersion de courte durée dans un bain très chaud, les bains partiels et les douches à une température élevée, produisent d'excellents effets dans les cas où il faut combattre d'anciennes congestions sanguines, si communes vers les organes profonds, les engorgements et les engouements lents des viscères, les congestions de toute sorte. Dans ces cas, le bain ou la douche agissent comme des révulsifs peu énergiques, et dont les effets sont répétés à quelques heures d'intervalle.

Dans certains cas de maladies de peau et d'anciens ulcères, cette médication irritante agit à la façon d'un remède substitutif. Ainsi, dans les maladies de la peau, lorsque l'affection est passée à l'état chronique, lorsque la surface d'un ulcère a besoin d'être ravivée, l'usage des eaux sulfureuses chaudes, dans ce sens, a une raison d'être bien naturelle. La *poussée* que l'on obtient dans les maladies de peau, par le traitement aux eaux thermales, est, je crois, la manifestation d'une action révulsive en même temps que dépuratoire.

Lorsqu'on a affaire à des douleurs dues à d'anciens rhumatismes, c'est par la révulsion obtenue au moyen des douches que l'on peut seulement espérer de les voir diminuer et même disparaître en entier.

L'effet *sédatif* ne peut être obtenu que par les eaux sulfureuses froides, ou bien par les eaux sulfureuses dégénérées, en un mot par les moyens qui enlèvent du calorique au corps, à moins que les eaux ne renferment en elles-mêmes des principes qui leur donnent des propriétés antispasmodiques et sédatives. Les eaux contenant des quantités notables d'acide sulfhydrique, par exemple, peuvent parfaitement produire des effets sédatifs, car, d'après ce que nous avons vu plus haut, il a été établi que l'acide sulfhydrique a le pouvoir réel d'occasionner une sédation sur le système circulatoire et nerveux surtout. Dans toutes les affections essentiellement nerveuses, où dans lesquelles le système nerveux surexcité sera une cause de plus de maladie, les effets sédatifs sont parfaitement indiqués, et l'agent duquel il faudra réclamer la sédation devra être choisi suivant le genre de mal.

Les effets *dépuratifs* peuvent être aisément produits avec les eaux sulfureuses thermales; elles contiennent tout ce qu'il faut pour cela. L'excitation générale des organes que nous les avons déjà vu produire est, selon moi, un moyen de débarrasser l'économie de bien des produits étrangers. Un foyer de suppuration, excité sous l'influence des eaux sulfureuses, et qui se débarrasse en quelques semaines des matières, qu'il aurait mis un temps bien plus long à éliminer sans cette influence, est déjà un point du corps sur lequel la dépuration a eu lieu par suite de l'excitation.

Ce sont les organes éliminateurs, et surtout la peau, vers lesquels il faut diriger l'action dépuratoire. C'est, en effet, en passant par ces organes que les produits étrangers et nuisibles à notre économie sont chassés.

En général, les effets dépurateurs ne sont pas les seuls produits par les eaux sulfureuses chaudes; je regarde comme marchant nécessairement avec eux les effets irritants et révulsifs. Comment, lorsqu'on veut forcer l'économie à éliminer certains produits par la sueur, y arrivera-t-on si on ne produit pas une irritation, une excitation sur la peau, irritation avec laquelle marche inévitablement la révulsion. Si c'est en agissant sur le gros intestin qu'on veut débarrasser l'organisme d'un produit qui lui est nuisible, l'irritation sera nécessaire pour produire des évacuations, et avec elle agira encore la révulsion.

La *poussée*, si utile dans les cas de maladies de peau, est un effet de l'irritation, et elle a elle-même pour effet la dépuration, et produit aussi la révulsion. Ne voyons-nous pas, en effet, chaque jour, des bains très chauds déterminer, comme de véritables poussées vers la peau, des éruptions papuleuses, et empêcher la continuation d'une bronchite commençante, d'une diarrhée déjà déclarée, et provoquer des sueurs dépuratoires.

Ces trois effets, produits par le calorique, l'irritation, la révulsion et la dépuration, me paraissent donc les résultats à peu près inséparables d'une même cause.

La *perturbation* causée par les eaux sulfureuses porte surtout sur le système nerveux, et ce n'est généralement que par son intermédiaire, que les organes peuvent ressentir une perturbation simple. L'irritation produit dans quelques cas une perturbation, mais c'est en agissant directement et en produisant une violente excitation qui peut entraîner une inflammation. Qu'on porte un coup, par exemple, sur la région du foie, on aura, à coup sûr, perturbé ses fonctions, mais la cause de la perturbation aura entraîné en même temps un autre effet, l'inflammation. La perturbation portée par le système nerveux directement, se comporte d'une tout autre manière. Qu'on fasse réagir l'électricité sur une personne à tempérament faible et irritable, et chez laquelle les fonctions de certains organes s'accomplissent d'une manière irrégulière et incomplète; sous l'influence prolongée de cet agent, les fonctions de ces organes pourront se rétablir d'une manière régulière. Quoi donc, si ce n'est le système nerveux, aura été atteint par l'action de l'électricité? Les névroses guérissent-elles, en général, autrement que par une perturbation du système nerveux? Des accès de fièvre, disparaissant sous l'influence d'une vive émotion ou par l'action du sulfate de quinine lui-même, n'ont-ils pas, pour cause de leur cessation, l'effet perturbateur qui a été produit sur le système nerveux? Les épilepsies, les hystéries, les hémicranies, les chorées, etc., etc., guéries ou améliorées aux eaux d'Ax et aux eaux sulfureuses en général, auraient-elles trouvé dans ces eaux des agents spécifiques, ou bien ne doit-on pas attribuer plutôt leur disparition à une action directe sur le système nerveux, à sa perturbation?

Une autre espèce de perturbation résulte aussi de l'emploi des eaux sulfureuses. Qu'une inflammation chronique passe à l'état aigu pendant l'usage des eaux sulfureuses chaudes, et guérisse ensuite, on pourra parfaitement dire qu'il s'est produit une perturbation dans la maladie, mais ce ne sera alors qu'une perturbation locale.

Il faudra donc admettre deux sortes de perturbations : la perturbation générale et la perturbation locale.

Connaissant les effets produits sur l'organisme par l'usage des eaux sulfureuses, il faut maintenant voir les indications qui résultent de ces effets, par rapport aux individus et aux maladies qu'on aura à traiter. L'usage des eaux sulfureuses doit forcément varier avec chaque individu, chaque tempérament ne pourra pas être traité de la même manière. On ne devra pas non plus traiter tous les âges suivant des règles uniformes. Avec les idiosyncrasies devra varier le mode d'emploi des eaux sulfureuses.

Avec des individus à tempérament lymphatique on n'a

pas en général besoin d'hésiter pour savoir à quelles sources il faut s'adresser. Après avoir pour ainsi dire préparé le corps par quelques bains moyens, on peut commencer immédiatement l'usage des bains les plus sulfureux et les plus chauds, ce tempérament ayant besoin d'une excitation générale qui amène le système sanguin à prédominer un peu sur le système lymphatique.

Pour les tempéraments sanguins, il faudra procéder avec précaution, car nous savons que la médication thermale sulfureuse entraîne souvent des congestions et des apoplexies, et ces accidents seront surtout à redouter avec les personnes robustes et sanguines. Il faudra donc, dans ce cas, commencer le traitement par des eaux tempérées et peu sulfureuses pour arriver, si la tolérance s'établit, jusqu'à des bains de température et de sulfuration moyenne. Il ne faudra pas dans le cours du traitement chez des individus robustes, négliger l'usage des dérivatifs généraux comme la purgation et la saignée. C'est là une chose importante et sans laquelle on verrait survenir les plus graves accidents.

Mais c'est surtout avec les tempéraments nerveux qu'il faut user de précautions dans l'usage des eaux d'Ax. Les bains les plus doux, ceux qui, pour ainsi dire, ne contiennent que des traces de sulfure devront être employés. Il existe heureusement à Ax une source très utile pour ces tempéraments facilement irritables, la source Montmorency, qui par sa température très peu élevée, par l'absence complète de l'élément sulfureux, peut servir pour calmer les accidents produits par les sources fortement sulfureuses sur les individus nerveux.

Les enfants et les vieillards ne devront pas être traités de la même manière. Aux premiers, on peut ordonner de prime abord sans danger, surtout lorsqu'ils sont doués d'un tempérament lymphatique, les bains fortement sulfureux. Aux seconds, il ne faudra prescrire que des bains doux.

Lorsqu'il s'agira de favoriser une sorte de crise, comme une éruption cutanée, une diaphorèse, une excitation des organes éliminateurs, il faudra prescrire les bains fortement sulfureux et chauds.

Il en est de même de l'eau prise en boisson; on ne doit la laisser boire, en quantités considérables, qu'aux personnes ayant besoin de surexciter leur économie tout entière, comme les personnes lymphatiques, ou aux individus qui doivent par les sécrétions débarrasser leur organisme de principes qui lui sont étrangers et nuisibles.

CHAPITRE XVIII.

Etats morbides contre-indiquant l'usage des eaux sulfureuses chaudes.

Il est du premier devoir d'un médecin consciencieux, d'avertir ses malades des dangers qu'ils encourent quelquefois, en usant hors de propos d'une médication, qui, dans d'autres circonstances, leur aurait été fort utile. C'est surtout pour l'usage des eaux sulfureuses chaudes que les contre-indications sont formelles, et qu'il est par conséquent nécessaire de les bien faire connaître. Des notions générales sont seules nécessaires pour indiquer dans quelles circonstances il est imprudent de faire usage des eaux d'Ax ; c'est à la détermination de ces circonstances que je vais consacrer ce chapitre.

1° *Maladies aiguës.* — Dans les cas de maladies accompagnées de fièvre et de signes d'inflammations d'un viscère quelconque, l'usage des eaux sulfureuses chaudes doit être complètement interdit aux malades. Dans ces cas, la fièvre est augmentée, les inflammations gagnent de plus en plus, et les organes, voisins de ceux déjà malades, finissent par être englobés dans les parties malades, si les individus ne sont pas emportés par l'état sur-aigu déterminé dans la lésion primitive. Il est inutile d'entrer dans des détails pour chacune des maladies aiguës qu'on est quelquefois exposé à voir survenir dans le courant d'un séjour aux eaux minérales, on s'exposerait à des redites sans utilité. Le traitement général de ces états aigus survenus ou apportés aux eaux sulfureuses, est en général un traitement antiphlogistique, approprié au tempérament, à la constitution, à l'âge de l'individu, à l'époque et à l'intensité de la maladie.

2° *Maladies chroniques.* — C'est surtout dans cet ordre de maladies qu'il faut étudier les contre-indications de l'emploi des eaux sulfureuses chaudes.

1° Dans toutes les lésions du cerveau ou de ses annexes, qu'on ait affaire à une apoplexie, à un ramolissement, à une inflammation, ou bien à des paralysies provenant de ces états morbides, il ne faudra jamais conseiller aux malades de faire usage des bains sulfureux. Je crois même que des bains thermaux simples sont nuisibles dans quelques-uns de ces cas, j'en ai des exemples. Il n'en est pas de même dans des paralysies partielles étant le résultat de coups ou de refroidissements; dans ces cas, les eaux sulfureuses sont d'une utilité incontestée. Les névralgies provenant de lésions intérieures interdisent aussi l'usage des bains sulfureux à sulfure de sodium, mais les eaux sulfurées calciques qui contiennent de l'acide sulfhydrique en quantités notables, peuvent être fort salutaires dans ces cas; nous avons vu, en effet, que le gaz sulfhydrique exerce sur le système nerveux une action stupéfiante. Dans certaines névroses il faudra mesurer l'effet perturbateur que l'on veut obtenir par la médication thermo-sulfureuse, sur l'ancienneté et l'intensité de la maladie, ainsi que sur le tempérament du malade.

Les tempéraments très délicats et nerveux doivent user des eaux chaudes et très sulfureuses avec de grands ménagements, sans quoi il se produit chez eux de véritables fièvres inflammatoires avec réaction fébrile très intense.

Voici quelques exemples des accidents dont je viens de

parler. Quelques-unes de ces observations m'appartiennent, d'autres sont empruntées à G. Astrié.

M. X....., docteur médecin, atteint d'ataxie locomotrice, depuis plusieurs années, essaya, sans consulter aucun de ses confrères, d'un traitement par les eaux sulfureuses. Il prenait un bain assez sulfureux chaque jour, et vers la fin une douche quelquefois trop chaude. Sous l'influence de ce traitement, sa maladie a été augmentée pendant quelque temps, pour revenir, après un repos de quelques mois, à ce qu'elle était avant le séjour aux eaux sulfureuses.

(*L'Auteur.*)

M. de S....., chez lequel un ramolissement lent du cerveau s'était déclaré d'une manière insidieuse depuis plusieurs mois, voulut suivre un traitement minéral aux eaux d'Ussat. Sous l'influence de cette médication bien peu active en apparence, la maladie a pris un essor définitif, plusieurs attaques sont survenues, et le malade est aujourd'hui dans la démence. (*L'Auteur.*)

Un jeune abbé de seize ans, délicat de tempérament, prit pendant un mois les eaux nos 4 et 5 du Teich, et en même temps un bain fort le matin, et une douche le soir. Au trentième jour, il se manifesta une véritable fièvre inflammatoire qui fut jugée par une hémorrhagie nasale très abondante. (*G. Astrié.*)

Un jeune soldat de vingt-six ans, atteint de paraplégie du membre pelvien droit, avec fourmillements et disparition complète du mouvement et de la sensibilité, fut traité à Baréges. Après le troisième bain, il se déclara des accidents inflammatoires et la paralysie du membre pelvien gauche, qu'aucun traitement ne put arrêter. Six mois après, le malade était dans le marasme et dans un état désespéré. (*Carrère.*)

2° Certaines maladies des poumons entraînent avec elles la contre-indication des eaux sulfureuses. La phthisie avancée ou liée à un état inflammatoire bronchique aigu, est un motif très pressant pour éloigner les malades des eaux sulfureuses. On ne doit même pas dans ces cas permettre aux malades les inhalations de gaz sulfhydrique, qui sont si utiles lorsque la maladie est à l'état chronique. Malgré les innombrables observations qui rappelent les inévitables catastrophes causées par l'emploi de l'eau sulfureuse dans les cas qui nous occupent, M. le docteur Lambron, inspecteur des eaux de Luchon, prétend dans son ouvrage, que non-seulement il guérit les phthisiques atteints d'accidents inflammatoires, en leur faisant boire l'eau de quelques sources de la station qu'il dirige, mais qu'encore il prévient la phthisie chez les enfants. Si de pareilles assertions peuvent éblouir les gens du monde, je laisse aux médecins sérieux le soin de les juger.

Les observations sont si communes pour les cas dont je m'occupe, que je me contenterai d'en citer une seule pour montrer avec quelle violence peut agir quelquefois la plus petite quantité d'eau sulfureuse.

Un jeune homme de vingt-cinq ans, ayant une phthisie accompagnée d'hémoptysies, de douleurs aiguës dans la poitrine, de pouls dur et fréquent, but un verre d'eau de la Raillère, coupé avec de l'eau d'orge. Le soir même, la douleur fut plus vive, la fièvre plus forte, il y eut une hémoptysie; après ces accidents calmés on essaya encore deux verres d'eau. Au troisième, le malade fut obligé de quitter Cauterets, et mourut. (*Camus.*)

3° Les maladies du cœur accompagnées de gêne du côté des poumons doivent aussi interdire toute espèce de traitement par les eaux sulfureuses. J'ai vu bien des malades qui avaient eu autrefois des rhumatismes, pouvoir même avec une maladie de cœur supporter les bains sulfureux doux; mais dans ces cas, la respiration était encore libre, et le cœur seul était malade. Dès que la gêne de la respiration, l'asthme, l'engorgement des poumons se sont montrés, il faut cesser avec soin l'usage des eaux, à moins qu'on n'emploie les eaux sulfhydriquées sulfhydratées, et encore devra-t-on en user avec précaution.

Il est cependant deux cas dans lesquels, le cœur étant

seul malade, il faut se garder de subir un traitement hydro-minéral même en dehors des eaux sulfureuses. C'est d'abord lorsque la maladie du cœur est exagérée, et qu'une hypertrophie considérable en est le résultat. Puis aussi, lorsque la maladie est constituée par un rétrécissement, soit des valvules auriculo-ventriculaires, soit de l'orifice aortique. Dans ces circonstances surtout, la circulation sera vivement exagérée; dans le premier cas, elle augmentera l'hypertrophie ; dans le second, elle la déterminera si elle n'est pas encore déclarée, et dans chacune de ces circonstances il y aura des engorgements sanguins et séreux des divers viscères.

Dans les cas de simples palpitations nerveuses, que ne peuvent découvrir que les oreilles et les jugements bien exercés, il ne faut pas, au contraire, hésiter à prescrire les eaux sulfureuses en bains et en boisson, surtout si on accompagne leur usage de celui des préparations ferrugineuses.

Les deux observations suivantes montrent les résultats fâcheux d'une médication, soit aux eaux sulfureuses, soit aux eaux salines simples, dans les cas de maladie du cœur.

Un malade fut envoyé à Baréges pour une hypertrophie du cœur, survenue à la suite d'une arthrite traumatique. Les trois premiers bains suffirent pour déterminer des accidents alarmants, que les émissions sanguines, le repos et la diète purent seuls conjurer. Mais il fut impossible de continuer le traitement. (*Carrère.*)

Mme F....., de l'Ariége, était atteinte d'une hypertrophie de cœur avec insuffisance de la valvule auriculo-ventriculaire gauche et rétrécissement de l'orifice aortique, survenus à la suite d'attaques de rhumatisme qu'elle avait eu dans sa jeunesse. L'engorgement des poumons était considérable, et déjà plusieurs vésicatoires et des applications de sangsues avaient servi à allonger les jours de la malade. Ne voyant pas sa maladie diminuer, et persuadée que les eaux d'Ussat lui feraient du bien, elle voulut, malgré tous mes conseils, aller s'y baigner pendant quelques jours. Dès le premier bain, on fut obligé de la retirer de la baignoire où elle s'était évanouie. On la rapporta chez elle, et peu de jours après elle mourut des suites de l'exaspération survenue dans sa maladie à la suite de son imprudence. (*L'Auteur*).

4° Les maladies organiques de certains viscères, et toutes les dégénérescences cancéreuses, sont encore des contre-indications de l'emploi des eaux sulfureuses. Dans ces cas, la cirrhose et la nephrite albumineuse par exemple, sont exaspérées et marchent vers une terminaison fatale avec une grande rapidité; les produits cancéreux sont sécrétés avec une plus grande activité, et la mort des malades est avancée. Ce sont là des cas malheureusement trop connus des médecins, pour lesquels les relations d'observations deviennent tout-à-fait inutiles.

5o L'état sub-inflammatoire de quelques affections gastro-intestinales ne permet pas l'usage des eaux sulfureuses, sous peine de voir ces affections passer immédiatement à l'état aigu et même sur-aigu.

6o A l'époque où les femmes voient arriver leur sang mensuel elles doivent, par prudence, suspendre l'usage des bains sulfureux. Si plusieurs fois elles ont pu supporter ces bains sans accidents, il arrive toujours un moment où elles sont gravement punies de leur imprudence. L'exemple suivant est un cas dans lequel l'usage d'un bain en temps inopportun a failli entraîner la mort.

Mlle X....., agée de vingt ans, s'était souvent baignée, sur l'exemple de plusieurs amies, à l'époque de ses menstrues, sans en éprouver d'inconvénients. Après avoir commis une nouvelle fois cette grande imprudence, elle vit son sang s'arrêter, et fut pendant une quinzaine de jours tracassée par des suffocations continuelles. Elle finit par s'aliter après quinze jours de malaise, et présenta tous les symptômes d'une fièvre typhoïde avec accidents cérébraux. Un traitement antiphlogistique assez énergique put seul enrayer le mal et faire échapper la malade à une mort imminente.

Telles sont les circonstances générales dans lesquelles on devra éviter d'employer les eaux sulfureuses chaudes, sous peine de voir survenir les plus grands inconvénients de leur usage.

CHAPITRE XIX.

Affections guéries spécialement par les eaux d'Ax.

Si plusieurs maladies chroniques sont avantageusement modifiées par les eaux d'Ax, il en est quelques-unes qui s'y trouvent traitées avec un profit bien plus grand que dans les autres stations minérales. On croirait que la station d'Ax est le véritable spécifique de ces maladies. C'est ce que je veux tâcher de faire ressortir ici, en m'appuyant sur de nombreuses observations.

Les maladies que les eaux d'Ax guérissent surtout, sont : les affections cutanées, le rhumatisme et la scrofule.

I. Affections cutanées. — Les affections cutanées étaient autrefois presque toutes confondues sous le nom de dartres, que l'on divisait de plusieurs manières. Parmi elles, l'eczéma et l'impetigo surtout sont celles qu'on traite le plus communément aux eaux sulfureuses. Comme le dit parfaitement G. Astrié, ce mode de traitement offre un grand avantage sur tous ceux qu'on emploie contre les maladies de peau. Aux eaux sulfureuses, en effet, on oppose à la maladie le soufre, un effet révulsif et excitant, et enfin une imbibition prolongée, qui peuvent faciliter et rétablir les fonctions de la peau.

Mais il n'est pas toujours prudent de traiter et de faire disparaître des affections cutanées, surtout si elles sont accompagnées de suppuration ou de sécrétion liquides datant déjà de plusieurs années. Ce sont là de véritables exutoires qu'il faut respecter, et dont la disparition pourrait souvent faire naître les plus graves accidents.

Le traitement des affections cutanées est, en général, long et difficile; souvent même ce n'est qu'après plusieurs saisons balnéaires que les malades voient leur peau reprendre l'état naturel, et quelquefois ce n'est qu'à la suite d'une sorte de crise, de sueurs abondantes, d'hémorrhagies répétées, etc.

En général, lorsqu'une affection dartreuse doit guérir, elle subit, après qu'on a pris un certain nombre de bains, souvent jusqu'à quarante, une exacerbation qui la fait s'étendre aux parties qu'elle n'avait pas encore atteintes, en passant à l'état aigu; en suspendant alors le traitement, on voit la maladie diminuer peu à peu, et disparaître enfin. Mais il arrive souvent que plusieurs de ces exacerbations, de ces poussées, doivent être occasionnées coup sur coup, ou à plusieurs mois d'intervalle avant d'obtenir une guérison solide.

La guérison une fois survenue, il est très prudent de faire quelquefois usage des eaux sulfureuses, comme le savent parfaitement certains malades, qui retournent de temps à autre aux eaux par reconnaissance, comme ils le disent. C'est là le vrai moyen de voir se consolider les cures faites souvent à grand peine.

Une recommandation fort utile à faire dans le traitement des maladies de la peau, comme du reste dans celui d'autres affections, c'est la continuité dans ce traitement. Mieux vaut ne pas le commencer que de l'interrompre; tous les médecins exerçant aux eaux minérales sont parfaitement d'accord là-dessus. Un traitement à moitié fait donne à la maladie un commencement d'excitation qui n'est bon qu'à la développer et non à la guérir.

Voici maintenant, d'après G. Astrié, MM. Devergie, Hardy, Cazenave, etc., etc., les affections cutanées qui se trouvent le plus avantageusement modifiées par les eaux sulfureuses : les *herpès* à forme sub-aiguë et chroniques, les *pityriasis versicolor* et *nigra*, les *eczémas* chroniques, l'*impétigo*, le *sycosis*, la *mentagre*, les diverses espèces d'*acné* y compris l'*hypertrophique*, lorsque ce dernier surtout n'est pas porté à un point trop avancé, la *gale* et enfin la *teigne*.

Je crois cependant, avec G. Astrié, que la guérison de cette dernière maladie est une exagération, qu'il y a eu dans ces cas erreur de diagnostic, et que ce sont plutôt des eczémas et des impétigo du cuir chevelu auxquels on a eu affaire lorsqu'on a prétendu avoir guéri des teignes. Je ne parlerai pas ici du *lupus*, car je traite à part toutes les maladies dépendant de la scrofule.

1° *Eczéma*. — Cette affection cutanée est caractérisée au début par l'apparition d'une certaine quantité de vésicules sur une surface légèrement rouge, accompagnée un peu plus tard de démangeaisons permanentes plus ou moins intenses, d'une sécrétion de sérosité limpide, et d'un état ponctué de la peau qui est assez fortement rougie. Divers noms ont été donnés à cette maladie, suivant le point du corps où elle est placée, suivant sa forme morbide et suivant sa conformation. Cette affection peut se retrouver comme toutes les autres, soit à l'état aigu, soit à l'état chronique. Ce n'est jamais lorsque la maladie est à l'état aigu qu'il faut envoyer les malades aux eaux sulfureuses. Dans ces conditions, en effet, le traitement antiphlogistique étant souvent le seul qui convienne, il ne faut pas exaspérer la maladie par un moyen aussi opposé que la médication thermo-minérale. Dans l'état chronique, les moyens les plus usuellement employés et ceux dont on obtient les meilleurs résultats sont les préparations sulfureuses, soit en pommades, soit en bains artificiels. L'usage des eaux sulfureuses naturelles se trouve donc parfaitement indiqué par la thérapeutique employée chaque jour loin des stations thermo-sulfureuses.

Je donne ici quelques observations d'eczémas traités dans divers établissements sulfureux, mais surtout à Ax :

X..... est une jeune enfant de cinq ans, atteinte depuis deux ans d'un eczéma chronique général, contre lequel tous les moyens employés ont totalement échoué. Une saison de sept semaines à Luchon guérit et rétablit toutes les fonctions délabrées; l'année suivante, la guérison s'est parfaitement maintenue. (*G. Astrié.*)

Un enfant de quatre ans porte un eczéma chronique du cou, de la tête et des oreilles, contre lequel on emploie inutilement des pommades et des bains ordinaires. Une courte saison passée à Ax améliore sa maladie, et une seconde la guérit en entier. (*L'Auteur.*)

Un jeune homme de treize ans est atteint d'eczéma qu'on traite inutilement depuis cinq ans; une saison à Ax, avec vingt bains forts, la boisson de l'eau du Bain fort du Couloubret et quelques étuves enlèvent parfaitement la maladie.

(*G. Astrié.*)

Eczéma chronique d'une jambe avec démangeaisons insupportables. Tous les remèdes ont été inutiles. Deux saisons pendant lesquelles l'eau a été bue et le membre traité par les bains sulfureux et les douches ont entièrement guéri la malade. (*L'Auteur.*)

Eczéma chronique des membres, très rebelle et fort étendu, datant de deux ans, avec démangeaisons atroces. Pommades, eau d'Enghien, eaux sulfureuses artificielles, rien n'a fait. L'usage des eaux sulfurées sodiques des Pyrénées en boisson, en douches et en bains, avec quelques purgatifs, et de temps à autre l'usage des bains émollients, guérit le malade après six semaines. (*G. Astrié.*)

Eczéma rubrum chez une dame très irritable, âgée de soixante ans, et qui avait eu dans sa jeunesse quelques plaques de pityriasis. Saison à Allevard; au dixième bain, il y a une recrudescence, et la guérison survient quelques mois après qu'elle est rentrée chez elle.

(*Thèse de G. Astrié.*)

Mme G....., âgée de quarante-cinq ans, douée d'un tempérament scrofuleux assez prononcé, fut prise au commencement de l'année 1860, et pour la première fois, d'un eczéma ayant son siége dans les régions axillaires, et d'un prurigo pudendi causant de fortes démangeaisons. Tous les dépuratifs ayant été mis à l'épreuve, sans aucun succès, et l'affection semblant même se généraliser, cette dame alla passer d'abord huit jours aux bains d'Ussat, puis quinze jours aux eaux d'Ax, pour rentrer ensuite à Ussat. La guérison fut obtenue, mais il y eut récidive l'année même. Cependant l'affection s'est ensuite modifiée, et elle persiste légèrement encore en 1862.

La nommée X....., de l'Ariége, est atteinte, depuis plusieurs années d'eczéma chronique des jambes, avec des démangeaisons; c'est en vain qu'elle a suivi divers traitements pour faire disparaître sa maladie. Trois saisons d'Ax ont pu seules la guérir. (*L'Auteur.*)

2° *Impétigo.* — L'impétigo est une maladie presque toujours arrivant d'une manière assez subite, à pustules confluentes en général, de la grosseur d'un grain de chenevis à un grain de millet, contenant un pus citrin à peine élaboré, qui, par l'abondance avec laquelle il est sécrété, amène la rupture de la pustule, et se concrète au contact de l'air en formant une croûte transparente d'un beau jaune serin.

Cette maladie de la peau et la précédente sont parfaitement distinctes l'une de l'autre, et la seconde complique souvent la première. Elle se lie presque toujours à un tempérament lymphatique, aussi les eaux sulfureuses, outre qu'elles la font disparaître, agissent aussi d'une manière avantageuse sur l'organisme entier du malade.

Une jeune personne de dix-huit ans, lymphatique et mal réglée, avait la cuisse gauche recouverte d'une croûte rugueuse et épaisse dépendant d'un impétigo chronique. Emploi de l'iode, des amers, de l'eau sulfureuse artificielle, mais tout cela est inutile. Les eaux sulfurées sodiques des Pyrénées sont seules capables de faire disparaître l'affection en un mois. (*G. Astrié.*)

Mme de S....., atteinte d'impétigo chronique du cuir chevelu et d'une partie de la face, n'a pu voir son mal disparaître que sous l'influence des eaux sulfureuses d'Ax, qu'elle prenait en lotions, en bains et en boisson.

(*L'Auteur.*)

Un jeune homme de vingt ans, est atteint d'un impétigo rebelle aux pommades et aux bains de vapeurs. Une seule saison d'Ax l'a parfaitement guéri, et la maladie ne s'est pas reproduite. (*G. Astrié*).

Eczéma impétigineux de la tête, accompagné d'engorgements lymphatiques au cou avec blépharite, chez un jeune enfant à tempérament faible. Deux saisons aux eaux sulfureuses l'ont parfaitement guéri. (*L'Auteur.*)

3° *Sycosis.* — C'est là une maladie dont le diagnostic est, dans certains cas, assez difficile à établir, surtout dans la variété du *sycosis pilaris,* qui occupe quelquefois le même siége que certaines manifestations syphilitiques, avec lesquelles il ne faut pas la confondre. Le sycosis est une affection particulière de la peau qui peut se présenter sous deux aspects différents : elle peut être observée sous forme de tubercules, ou sous celle de grosses pustules.

Lorsque ce sont de véritables tubercules qui constituent la maladie, la peau devient le siége d'une sensation de chaleur, de cuisson, de turgescence, et avec cela apparaissent bientôt des tubercules de la grosseur d'une noisette, qu'on a comparés avec beaucoup de raison, à cause de leur forme et de leur couleur, à une framboise. Si c'est sous la forme pustuleuse que la maladie se manifeste, les prodromes étant les mêmes que dans le cas précédent, on voit s'élever de petites pustules accuminées, du sommet desquelles s'échappe du pus.

Ces deux manifestations du sycosis affectent surtout le menton, d'ou le nom de Mentagre, qui a été donné à cette forme de la maladie. Dans ces cas, les poils du menton tombent, quoique les follicules pileux ne soient pas malades.

Je n'ai pas eu pour ma part l'occasion de voir cette affection traitée aux eaux sulfureuses. Tous les auteurs sont cependant d'accord pour y envoyer les malades, lorsque surtout leur état est devenu chronique. En général, leur constitution affaiblie et usée par la durée de la maladie, reçoit un effet général bien salutaire, de l'emploi de ces eaux, et l'état local lui-même se trouve très avantageusement modifié par l'excitation que lui imprime l'eau sulfureuse. D'après G. Astrié, il faudrait au moins deux saisons pour guérir complétement cette maladie.

Un homme de trente-cinq ans est affecté de sycosis de la lèvre supérieure datant de treize ou quatorze ans. Il prend aux eaux sulfureuses soixante-dix douches ou bains qui améliorent la maladie ; il y a cependant récidive. Cinq ans après, nouveau traitement sulfureux accompagné de purgations, et la guérison est à peu près confirmée.

(*G. Astrié.*)

4° *Acné.* — L'acné est une inflammation chronique des follicules sébacés, caractérisée par des pustules acuminées, remplies de matière sébacée, suivies après leur dessication de taches violacées, d'indurations, et laissant presque toujours une légère cicatrice arrondie. Cette affection peut être avec hypertrophie ou sans hypertrophie des follicules. L'acné est souvent une manifestation de faiblesse dans le tempérament et dans la constitution de l'individu qui en est atteint; ainsi l'acné juvénilis comme le fait très bien remarquer M. Hardy dans ses cours. Dans ces cas, l'acné est très avantageusement traité aux eaux sulfureuses, qui rendent à l'organisme la force et la vitalité qui lui manquaient; elles agissent en un mot comme un médicament reconstituant. La guérison peut aussi être activée en usant à chaque bain du conseil si simple que donne le dermatologue de l'hôpital Saint-Louis, dont je viens de parler. Il faut, avec l'eau sulfureuse tiède, laver de temps à autre, sans les frotter et sans les essuyer, les points du corps que l'eau du bain ne peut atteindre, le front, par exemple, sur lequel se développe de préférence cette maladie. M. Hardy a remarqué que cette précaution prise tous les jours, même avec de l'eau ordinaire tiédie, guérit souvent, à elle seule, l'acné juvénilis; mais il est exposé à reparaître tant que le tempérament reste faible et débile.

L'acné hypertrophique ne peut être traité que dans le début. Plus tard, la médication sulfureuse chaude en surexcitant la vitalité dans ces sortes de tubercules, de champignons, où déjà des vaisseaux dilatés portent une plus grande quantité de sang qu'il ne le faudrait, ne ferait qu'augmenter rapidement la maladie.

Acné avec couperose de la face chez une dame. Elle porte son affection depuis quelques années. Trois saisons aux eaux sulfureuses ont fait disparaître son mal, ainsi que les douleurs violentes de la tête qui survenaient parfois.

(*G. Astrié.*)

Un homme de cinquante ans porte depuis deux ans un acné simple ou rosacé de la face. Après quinze bains sulfureux, des lotions et quelques verres d'eau par jour, la maladie disparaît pour toujours. (*G. Astrié.*)

Un jeune homme de l'Ariége d'un tempérament délicat et frêle est atteint d'acné juvénilis depuis plusieurs mois; une saison passée à Ax fait disparaître la maladie, mais elle revient dans le courant de l'année, et une seconde saison la conjure pour jamais. (*L'Auteur.*)

5° *Lichen.* — C'est là une maladie caractérisée par l'existence de papules à la surface de la peau, accompagnées de démengeaisons qui reviennent surtout le soir avec la chaleur du lit. Cette affection, dont je ne puis citer aucune observation qui me soit particulière, ou qui ait été empruntée à d'autres auteurs, est cependant traitée d'une manière avantageuse aux eaux sulfureuses chaudes, du moins au dire des praticiens qui ont été en même d'en voir guérir quelques cas. D'après G. Astrié, parfaitement compétent dans la question, il faudrait un traitement prolongé et souvent répété, pour venir à bout des diverses formes de cette maladie.

Pour ma part, je ne doute pas que le traitement par les eaux sulfureuses ne soit très favorable à l'économie entière, chez un individu atteint de cette affection. Je ne puis croire cependant, sans en avoir d'exemples bien authentiques, que cette médication quelque prolongée qu'elle soit, puisse faire disparaître toutes les formes si tenaces et si rebelles de la maladie qui nous accupe. Ainsi, lorsque dans le travail de G. Astrié, je ne puis trouver aucune observation de cette maladie traitée *de cette manière* aux eaux d'Ax, je regarde comme plus prudent de douter que de citer une opinion dépourvue de faits qui viendraient l'appuyer.

6° *Prurigo.* — Cette affection est caractérisée par une éruption de papules, accompagnée de démangeaisons tellement violentes, que c'est d'après ce symptôme qu'on a nommé la maladie. G. Astrié cite un cas de guérison de cette maladie par le traitement sulfureux, j'en ai vu aussi un cas.

Un enfant de douze ans est atteint d'une éruption prurigineuse depuis la première enfance; trois saisons amènent chaque fois une amélioration dans son état, et il finit par n'avoir plus que quelques démangeaisons.

Un meunier de l'Ariége était atteint depuis plusieurs années d'une affection prurigineuse des membres pelviens qui le laissait rarement en repos. Trois saisons d'Ax l'ont complétement débarrassé de sa désagréable maladie.

7° *Pityriasis.* — C'est là une maladie cutanée dont le produit épidermique est tellement ténu qu'on l'a comparée à du son; une légère démangeaison l'accompagne souvent. Plusieurs points du corps peuvent être atteints par cette affection, et les variétés de coloration que subit alors la peau lui ont fait donner plusieurs noms.

Cette maladie guérit avec une grande facilité aux eaux sulfureuses; les annales de la science hydro-minérale comptent de nombreux succès dans ces cas de dermatopathies.

Pityriasis sur le tronc et la tête, en plaques furfurantes larges, chez un homme de trente-trois ans. La maladie date de trois ans. Après quinze bains et la boisson minérale prise à la dose purgative chaque jour, la guérison devient complète. (*G. Astrié.*)

Dans cette affection, il faut en général de quinze à vingt bains ou douches pour amener une amélioration bien sensible ou la guérison complète. C'est ce qui résulte des observations que j'ai pu consulter à ce sujet.

8° *Psoriasis.* — Des squames épidermiques nacrées, une rougeur plus ou moins foncée, cachée en général par les squames, et un épaississement de la peau assez marqué caractérisent cette affection. Ce n'est jamais que le psoriasis chronique qui a pu être traité avantageusement aux eaux sulfureuses. L'eau fait tomber les squames et met la peau immédiatement en contact avec les principes minéralisateurs qui peuvent alors agir facilement sur elle.

G. Astrié cite quelques cas de traitement de cette maladie par les eaux sulfureuses. Il a vu la guérison survenir quelquefois, mais il parle aussi d'insuccès.

9° *Lèpre.* — Le lepra vulgaris est, d'après les auteurs, une affection presque semblable au psoriasis, en différant seulement par la forme qui est à peu près, et d'une manière constante, celle d'un fer à cheval. Il guérit bien plus facilement que le psoriasis.

Il ne faut pas confondre cette lèpre des dermatologues, affection furfuracée, avec les diverses formes de lèpres, soit hypertrophiques, soit atrophiques qui constituent une maladie bien plus sérieuse que la précédente et dont la distinction appartient à M. Rayer. Pour le plus grand nombre de médecins, ces lèpres sont des maladies générales de l'économie pouvant naître dans tous les pays et sous tous les climats. Dans quelques-uns, cependant, elle est plus fréquente qu'ailleurs. Elle existe en France comme dans d'autres endroits.

Mon ami, le docteur Ernest Godard, envoyé par le gouvernement français en mission spéciale en Egypte et en Arabie, est occupé en ce moment à étudier certaines manifestations de la lèpre, fort importantes à connaître.

La lèpre est hypertrophique ou atrophique suivant que les parties atteintes deviennent plus volumineuses ou moins volumineuses que dans l'état normal. L'hypertrophie n'est pas toujours produite par le développement exagéré d'un même tissu, et elle peut s'observer sur diverses parties du corps; l'atrophie se manifeste aussi sur plusieurs points du corps à la fois.

La lèpre atrophique commence en général par des taches qui se montrent tout d'abord aux poignets et sur le côté radial des avant-bras pour s'étendre au reste du corps, en épargnant toutefois les mains, ce qui n'a plus lieu pour la lèpre anesthésique de l'Inde.

Il paraît qu'autrefois, du temps du roi saint Louis, la lèpre était traitée sur une grande échelle à Ax, car ce roi avait fait construire sur la place du Breilh, à côté de l'hôpital, une vaste piscine, dans laquelle les lépreux se baignaient en masses. Ce bassin porte encore de nos jours le nom de Bassin des Lépreux. On obtenait alors à Ax de magnifiques cures, car les malades y venaient en abondance de tous côtés.

10° *Ichthyose.* — Cette maladie squameuse a reçu son nom de l'aspect de la peau qui, à cause de la présence de squames plus ou moins soulevées, ressemble à la peau écailleuse des poissons.

G. Astrié cite un cas de guérison de cette maladie chez une jeune fille de douze ans qui en était atteinte depuis cinq mois. Une assez longue saison à Ax la fit disparaître complétement.

Les dermatologues ne pensent pas, en général, que cette maladie bien caractérisée puisse guérir. Ils regardent les cas d'ichthyoses guéries d'une manière complète comme des cas dans lesquels on a fait des erreurs de diagnostic. Il est facile, en effet, de confondre cette maladie avec la *lepra vulgaris* et le psoriasis.

11° *Teigne.* — On entend par ce mot une maladie cutanée qui se distingue des autres par la présence de corps organisés végétaux, en forme de godet, visibles à l'œil nu, lorsqu'ils sont en masse. Ces corps organisés sont pour les uns un produit secondaire dans la maladie, pour les autres, ce sont eux qui constituent la maladie elle-même. J'avoue que pour ma part je me range complètement de l'avis de ceux qui pensent que c'est le parasite lui-même qui constitue la maladie. Les nombreux cas de teigne, traités tous avec succès par l'épilation, que j'ai pu observer soit dans les hôpitaux de Paris et de province, soit dans ma pratique, ne peuvent que confirmer mon opinion à ce sujet.

Je n'admets pas aussi, qu'une teigne puisse guérir par le traitement sulfureux ; je crois qu'il faut avec cela l'épilation sans laquelle on est exposé à voir la maladie persister. J'ai vu à Ax bon nombre d'enfants atteints de favus, qui, malgré des bains généraux de tous les jours ne pouvaient définitivement se débarasser de leur maladie ; elle n'était que diminuée par le traitement.

On cite cependant des cas de guérisons de teigne dans diverses stations sulfureuses, après plusieurs saisons prolongées.

12° *Gale.* — Cette maladie est composée de deux éléments : d'un insecte, l'acarus, qui vit d'une manière parasitaire au fond de sillons sous-épidermiques qu'il se creuse dans la peau, et d'une éruption papuleuse, vésiculeuse ou même pustuleuse. Cette maladie était regardée autrefois comme dartreuse, et de nos jours encore on peut quelquefois supposer qu'elle affecte ce caractère ; mais un médecin habitué à la reconnaître ne se laissera pas tromper à cela. Si en effet l'acarus vient prendre résidence sur un individu porteur déjà d'une affection dartreuse, on pourrait croire, si on n'était pas convaincu par l'expérience de la simple coïncidence, à la détermination de la dartre par l'acarus.

Il est aussi bien établi maintenant que la gale peut être accompagnée d'affections secondaires de la peau, dont l'intensité est en raison de l'ancienneté de la gale, affections qui disparaissent, peu de temps en général, après qu'on a tué le parasite.

Les eaux sulfureuses sont doublement utiles dans le traitement de la gale, surtout de celle qui est invétérée. Elles tuent l'acarus et reconstituent l'organisme entier affaibli par les éruptions qui sont nées avec l'état chronique de l'affection primitive; elles guérissent de plus ces éruptions chroniques.

Les exemples de gales guéries à Ax sont fort nombreux, comme du reste dans toutes les stations sulfureuses; il serait, je crois, puéril de donner des observations d'une maladie si communément traitée par les sulfureux.

Les cas de traitement de maladies cutanées aux eaux d'Ax, cités par Rolland et Gaspard Astrié sont fort nombreux. En voici le résumé : sur 459 cas de dermatoses psoriques cités par eux, il y a eu 52 insuccès et 407 guérisons ; sur 807 cas de dermatoses érythémateuses et papuleuses, 122 insuccès et 685 guérisons; sur 476 cas de dermatoses squameuses, 90 insuccès et 386 guérisons ; sur 1,006 cas de dermatoses vésiculeuses et pustuleuses, 142 insuccès et 864 guérisons; sur 315 cas de dermatoses tuberculeuses et ulcéreuses, 79 insuccès et 236 guérisons; sur 155 cas de dermatoses faveuses, 36 insuccès et 119 guérisons. Ce qui donne un total de 3,218 malades, sur lesquels 521 n'ont pas guéri, et 2,697 sont partis complétement guéris ou avec une grande amélioration.

Après avoir passé en revue les affections dartreuses guéries ou heureusement modifiées aux eaux d'Ax, je vais passer à l'étude du rhumatisme chronique, et examiner l'action des eaux d'Ax dans les cas rebelles à tout autre traitement.

II. Affections rhumatismales. — Plusieurs doctrines se sont élevées depuis ces derniers siècles touchant le rhumatisme. Mon travail n'étant pas destiné à la discussion de théories médicales, je n'essaierai pas d'entamer une étude de toutes les idées émises jusqu'à ce jour sur la maladie qui va m'occuper; je ne me lancerai pas non plus dans des observations et des appréciations pour appuyer l'opinion que je professe à ce sujet. Une conviction bien établie entraîne dans une discussion médicale plus loin que ne le comporte un ouvrage écrit dans le simple but de faire connaître, au monde médical, une station sulfureuse, dont les richesses méritent, à plus d'un titre, d'être exploitées.

Je dirai donc, sans essayer de discuter, qu'élève du savant clinicien de la Charité, auquel revient l'incontestable honneur d'avoir décrit le premier les lésions anatomiques produites par le rhumatisme sur les diverses séreuses du corps, celles du cœur en particulier, je regarde avec lui cette maladie comme une affection inflammatoire, aiguë ou chronique. Elle peut affecter divers systèmes séparément ou à la fois, et laissant, lorsqu'elle a été guérie, une prédisposition, commune du reste à toutes les autres maladies, à la reproduction de cette inflammation sous l'influence des causes qui la déterminent spécialement. Je n'admets de plus qu'un seul traitement capable de guérir cette affection à l'état aigu, c'est celui qu'une très longue expérience a dicté à mon savant maître et protecteur, M. le Professeur Bouillaud. C'est le traitement antiphlogistique local et général, mis en rapport avec le tempérament du malade, sa constitution, l'état de ses forces, la violence de la maladie et la période à laquelle elle se trouve. Je sais que quelques praticiens des hôpitaux de la Capitale ne pensent pas ainsi. Pour prouver s'ils ont raison, je ne demande que leurs résultats. S'ils ont perdu de vue leurs malades au sortir de leurs salles, qu'ils les poursuivent dans d'autres services, dans celui de M. Bouillaud surtout, là ils les retrouveront avec les terribles affections organiques du cœur qu'ils ont laissé survenir chez eux, en traitant pendant des mois entiers leurs rhumatismes avec du sulfate de quinine, de la vératrine ou des poisons de ce genre. Qu'ils examinent au contraire les rhumatisants des salles Saint-Jean-de-Dieu et Sainte-Madeleine, à la Charité, et si là, ils retrouvent un individu encore sérieusement malade après deux ou trois semaines de traitement, et s'ils voient survenir des affections du cœur chez ceux qui sont traités dans ces salles, M. le Professeur Bouillaud et ses disciples avoueront qu'ils ont été abusés par quelque fâcheuse hallucination, et donneront raison au sulfate de quinine, et à toutes les autres drogues qu'on oppose aux saignées. Mais je m'arrête, car je me sens entraîné sur le sentier que j'ai, dans cette circonstance, voulu éviter, pour ne pas m'exposer à des rencontres inutiles au sujet que j'ai commencé d'étudier.

Le rhumatisme peut se manifester sur plusieurs systèmes de l'économie : les systèmes circulatoire, fibro-séreux, musculaire, nerveux en sont presque toujours le siége, soit séparément, soit à la fois. La principale cause de cette terrible maladie est le froid subit, ou ayant agi à la longue en même temps que l'humidité. Les articulations sont plus souvent affectées que d'autres parties du corps, et il est à remarquer que c'est surtout avec les atteintes de rhumatismes sur ces points que coïncident les cas d'inflammation de la séreuse cardiaque, tant interne qu'externe.

Avant de traiter un rhumatisme articulaire aux eaux sulfureuses, il faut être assuré d'abord que la fièvre n'existe plus déjà depuis quelque temps, et que tout état inflammatoire aigu a disparu dans les parties malades. Alors seulement l'usage des eaux sulfureuses chaudes sera bien indiqué, dans les cas qui nous occupent. Voyons quelle est l'action de ces eaux dans le traitement du rhumatisme chronique, et quels sont les principes qui agissent surtout.

Le calorique d'abord et le sulfure ensuite, me semblent les deux agents principaux du traitement du rhumatisme. Le calorique, employé soit en bains soit en douches, agit comme dérivatif, comme révulsif sur la peau qu'il fluxione au dépend de l'état inflammatoire chronique des articulations douloureuses. Il détermine aussi une surexcitation des fonctions de l'appareil cutané qui fait subir à l'organisme une déplétion favorable. Sous l'influence de cette excitation et de l'action du sulfure, les fonctions de la peau sont raffermies, et celle-ci devient moins sensible au froid, comme l'a fait observer G. Astrié. Cette action particulière, exercée sur la peau, est nécessaire pour que la médication soit complète.

En effet, comme on l'a souvent observé, à un bain d'eau ordinaire chaude, qui pourrait, à ce qu'il semble, agir d'une manière avantageuse sur les rhumatismes, il manque quelque chose pour empêcher la diminution de l'énergie de la peau, et pour prévenir cette impressionnabilité au froid et à l'humidité qui, à elle seule, peut occasionner la récidive d'une affection rhumatismale. Ce qu'il manque à cette eau, ce sont les principes minéralisateurs qui donnent aux eaux sulfureuses naturelles cette vigueur, cette force qu'on leur a de tout temps reconnues.

Les bains seuls ne peuvent pas agir toujours assez énergiquement pour produire cette révulsion, cette déplétion générale du système sanguin, qui guérissent si bien les douleurs rhumatismales. Il faut alors employer les douches locales et surtout les bains de vapeur qui produisent une révulsion cutanée si violente, et une déplétion forcée de toute l'économie.

Il peut arriver que le traitement réveille dans quelques cas les douleurs endormies ou suspendues pendant un certain temps. Dans ces cas, il faut en général le discontinuer; d'autres fois on peut le poursuivre; tout cela dépend de la violence des accidents provoqués par l'action des eaux. Chez plusieurs malades, les douleurs se calment vite, et l'amélioration est rapide; d'autres n'éprouvent d'amélioration que tout autant que le traitement a cessé, et quelquefois même longtemps après avoir quitté la station sulfureuse.

Les eaux mises en usage doivent varier dans leurs qualités suivant certaines circonstances qu'il est important de ne pas ignorer.

Lorsque les rhumatismes sont de date récente et qu'on vient aux eaux peu de temps après une atteinte, il est bon d'être prudent dans les premiers temps où l'on se baigne. Il faudra, dans ces circonstances, essayer la médication sulfureuse en prenant des bains peu sulfureux et d'une température douce. Si les malades les supportent, on pourra leur conseiller d'en augmenter peu à peu la force, et de terminer même le traitement par l'emploi de quelques étuves, si c'est nécessaire, de manière à pouvoir déterminer des sueurs si favorables dans ces cas.

Les individus nerveux et à tempérament irritable, atteints de rhumatismes, tout aussi bien que les individus à constitution plethorique, devront éviter avec beaucoup de soin l'usage des bains trop chauds et fortement sulfureux. C'est surtout dans les cas où une maladie du cœur existe en même temps chez ces individus qu'il faut éloigner le traitement par une eau trop sulfureuse et à thermalité élevée. L'économie entière éprouverait des désordres doublement graves d'une thérapeutique dirigée dans ces cas sans précaution et sans expérience; je l'ai prouvé plus haut.

Chez les individus rhumatisants à tempérament lymphatique, on ne doit pas manquer de mettre en usage les eaux fortement sulfureuses et chaudes. Ce sont les seuls cas dans lesquels on peut user, dès le début, de toute la vigueur des eaux sulfureuses. Une contre-indication cependant se présente, c'est le cas où il existerait une maladie organique du cœur déjà avancée. Il faut aussi de toute nécessité que l'affection rhumatismale n'offre plus trace de l'état aigu déjà depuis quelque temps.

Je sais parfaitement que dans certains cas de rhumatisme aigu, même avec fièvre, on a vu la guérison survenir avec l'usage des eaux sulfureuses chaudes. Je n'en suis pas moins contraire à l'emploi des eaux dans ces cas, car j'ai vu quelques malades quitter Ax, ou être obligés de suspendre leur traitement justement parce que l'état aigu avait été soigné chez eux comme l'état chronique. Je ne me laisserai jamais aller, pour ma part, à faire usage d'un traitement qui peut devenir funeste pour les malades.

De même que les rhumatismes articulaires, les rhumatismes musculaires chroniques sont avantageusement traités à Ax. Les cas de lumbago guéris dans cette station sulfureuse sont fort communs ainsi que les cas de rhumatismes nerveux chroniques, comme la sciatique et les autres névralgies. Lorsque ces dernières maladies sont sous la dépendance d'une affection organique, comme une tumeur cancéreuse appuyant sur le trajet d'un nerf, une maladie inflammatoire chronique, etc., il faut se garder de mettre les eaux sulfureuses en usage, elles ne feraient qu'aggraver le mal. Aussi le diagnostic de ces maladies demande-t-il à être porté bien exactement, et l'examen des malades ne saurait être trop consciencieux.

Les paralysies avec atrophie et contracture des membres à la suite de rhumatismes répétés, se trouvent on ne peut mieux de l'emploi fréquemment répété des eaux sulfureuses d'Ax. Il est de ces maladies qui guérissent souvent après une seule saison, mais il est aussi des malades qui mettent quelquefois plusieurs années à se débarrasser d'une contracture musculaire. D'autres encore, comme j'ai eu occasion de le voir, ne guérissent jamais de ces contractures, surtout lorsque la maladie est de date très ancienne.

C'est surtout pour le traitement des différentes formes de rhumatisme que nous venons d'examiner, que le matériel d'un établissement sulfureux demande à être complet. Outre les bains, les étuves et les douches, le massage, les frictions, etc., etc., seraient nécessaires dans un établissement aussi important que celui d'Ax, et malheureusement encore cette station sulfureuse pèche par le défaut de quelques-uns de ces agents thérapeutiques si nécessaires. Tout fait espérer, cependant, que la saison des eaux de 1863 sera une époque, où des changements heureux auront été faits pour les baigneurs qui viendront chercher la santé dans l'établissement sur lequel j'écris.

Voici maintenant le résumé de toutes les observations de rhumatisme recueillies à Ax par Rolland et Gaspard Astrié, pendant dix-neuf ans. Ils ont traité 1,165 cas de rhumatisme subaigu et chronique et ils n'ont eu que 185 insuccès et 980 guérisons; 1,108 cas de rhumatisme musculaire sur lesquels 188 insuccès et 920 guérisons; 906 cas de rhumatisme névralgique sur lesquels 162 insuccès et 744 guérisons; 385 cas de rhumatisme goutteux et de goutte atonique sur lesquels 92 cas d'insuccès et 293 guérisons. Ce qui donne en tout 3,584 cas de rhumatisme de diverses formes, sur lesquels il y a eu 527 insuccès et 3,057 cas de guérison ou de grande amélioration.

Donnons maintenant le résumé de quelques observations de rhumatisme guéris chez des malades traités à Ax.

M. B..., de la Haute-Garonne, atteint de plusieurs attaques de rhumatismes, était privé de se livrer à ses travaux ordinaires à cause de vives douleurs laissées par la maladie dans presque toutes les articulations. L'usage des bains et des douches à Ax l'ont remis dans un état de santé parfaite après deux saisons. De temps à autre il y revient sans en avoir besoin pour se précautionner simplement. Sa maladie n'a jamais plus reparu. (*L'Auteur.*)

Mlle X..., de l'Ariége, avait eu deux rhumatismes généralisés dont le second surtout avait été fort violent : il avait laissé chez la malade des douleurs par fois très vives dans les articulations. Une saison d'Ax l'a complétement guérie. Chez elle, pas plus que chez le malade précédent, il n'y avait de maladie du cœur. (*L'Auteur.*)

M. A..., de Paris, tracassé par des douleurs articulaires et un catarrhe bronchique, suites d'une ancienne affection rhumatismale, a quitté Ax en parfait état, après une seule saison. (*L'Auteur.*)

M. X....., de Paris, ayant une disposition à des névralgies et à des douleurs musculaires générales, s'est très bien trouvé d'une saison passée à Ax; il y revient de loin en loin par reconnaissance. (*L'Auteur.*)

Un jeune pâtre, de l'Ariége, en couchant souvent sur un sol humide, avait gagné un rhumatisme du membre inférieur droit, avec rétraction et flexion forcée de ce membre. Il prit deux bains par jour ainsi qu'une douche de loin en loin; il parvint ainsi à marcher avec un bâton; la saison suivante passée encore à Ax le guérit tout à fait.

(*G. Astrié*).

Mme F....., religieuse du Saint-Nom-de-Jésus, est douée

d'un tempérament bilioso-nerveux ; elle se porte bien en général. A l'âge de trente-cinq ans, la vue de cette dame se troubla, et de nombreuses mouches noires et grises semblaient s'interposer entre ses yeux et les objets qu'elle regardait, de la céphalalgie accompagnait ces troubles visuels, dont elle ne se plaignit que lorsque la céphalalgie fut devenue très intense. Des révulsifs intestinaux augmentèrent le trouble de la vision. Une amélioration légère mais de peu de durée fut le résultat d'un traitement tonique. Les pilules de Méglin, employées à la dose de trois par jour, ne produisirent pas de bons effets. Quatre raies de feu faites sur l'occiput n'amenèrent aussi qu'une amélioration passagère. La malade déclara alors que deux ans avant elle avait eu une attaque de rhumatisme tenace à l'épaule gauche. Sur cette indication, les eaux d'Ax furent ordonnées. On employa trente bains Viguerie et douze douches sur l'occiput, avec précautions. L'amélioration fut lente à se déclarer, mais elle alla en augmentant. Quatre ou cinq mois après, en hiver, des phénomènes atmosphériques amenèrent une rechute et l'apparition de plusieurs anthrax qu'il fallut traiter par des incisions cruciales. Une seconde saison aux eaux d'Ax fut plus salutaire encore que la première, et la malade, quoique voyant encore quelques mouches devant les yeux, a pu reprendre ses occupations habituelles.

Le nommé X....., ouvrier maçon, âgé de quarante-huit ans, d'un tempérament sanguin; est entré à l'Hôtel-Dieu de Toulouse, le 17 mars 1859, pour un rhumatisme poli-articulaire chronique. Saignées locales, vésicatoires volants autour des articulations malades, bains de vapeur, tout a été employé sans succès. Le malade va passer un mois à Ax; la guérison est complète, et il n'y a pas eu de récidive.

Le nommé X....., âgé de trente-sept ans, tailleur d'habits, d'une constitution lymphatique, est atteint d'un rhumatisme poli-articulaire chronique datant de onze mois. On a employé dix-sept bains de vapeurs sans résultat bien grand; les articulations sont un peu plus souples, mais elles restent toujours aussi douloureuses. Le malade va passer un mois à Ax, en 1860, et rentre guéri d'une manière complète. Dans le courant de l'hiver de 1861, il y a une légère récidive.

Le nommé X....., âgé de quarante-deux ans, d'un tempérament sanguin, éprouva, à l'âge de vingt-deux ans, une première atteinte de rhumatisme poli-articulaire, une seconde à l'âge de trente-trois ans, une troisième à l'âge de quarante-un ans. Cette dernière fois l'affection passa à l'état chronique. L'iodure de potassium dont l'usage fut continué pendant deux mois, l'emploi des bains de vapeur, ne purent améliorer en aucune façon cette affection rhumatismale. Le malade est parti pour Ax au mois de septembre 1860 et y a passé un mois ; il est ensuite rentré au sein de sa famille parfaitement guéri. Depuis cette époque, pas de récidive.

La nommée X....., âgée de vingt-huit ans, d'un tempérament lymphatique très prononcé, fut atteinte, pendant l'hiver de l'année 1858, d'un rhumatisme poli-articulaire qui fut très énergiquement traité, mais qui passa à l'état chronique. Cette affection était tellement grave que la malade ne pouvait marcher qu'avec beaucoup de peine, même à l'aide de deux béquilles. Cette malade alla passer, en 1860, cinq mois à Ax. La guérison de cette affection rhumatismale fut si complète et si radicale, qu'à son retour des eaux la malade marchait parfaitement, et voulut reprendre sa profession. Depuis cette époque, aucune récidive n'a eu lieu. La malade est aussi bien portante que si elle n'avait jamais éprouvé aucune atteinte de rhumatismes.

III. Affections scrofuleuses. — Le mot de scrofule est employé pour désigner un état morbide constitutionnel, héréditaire ou acquis, à marche chronique dès le début. Les engorgements ganglionnaires caractérisent surtout cet état, qui accompagne très souvent les tempéraments lymphatiques.

La scrofule n'est pas une maladie seulement héréditaire, c'est une maladie qui peut survenir chez un individu parfaitement sain, et qu'on peut voir, dans certaines circonstances, naître sur des tempéraments qui en sembleraient le plus à l'abri. Supposons, en effet, un individu à tempérament robuste et sanguin, atteint, par exemple, d'une plaie du nez, quelque légère qu'elle soit, mais de difficile cicatrisation ; sous son influence la lèvre supérieure se tuméfie, les ganglions lymphatiques les plus rapprochés, ceux du cou, finissent par s'enflammer; aucune précaution n'est prise, les ganglions et les vaisseaux lymphatiques s'engorgent peu à peu sur une plus grande étendue, et il peut arriver un moment, après bien du temps il est vrai, où le système lymphatique général développé outre mesure dominera tous les autres. Le tempérament lymphatique aura remplacé chez cet individu le tempérament sanguin. Que des ganglions d'abord indolents viennent à se ramollir, à s'ulcérer, à entrer en suppuration, l'individu sera devenu lymphatique d'abord, et puis scrofuleux. S'il engendre des enfants lorsqu'il est dans cet état, il leur transmettra son nouveau tempérament.

Dans les services de chirurgie des hôpitaux, on peut voir quelquefois des cas de ce genre, et j'ai entendu souvent

M. le professeur Velpeau nous parler, dans ses cliniques, de scrofules acquises, et nous en montrer aussi des exemples survenus comme je viens de le dire.

Quoi qu'il en soit de l'étiologie de la scrofule, elle est caractérisée par des affections multiples portant sur la peau, sur le tissu cellulaire et sur le système lymphatique surtout, affections qui se traduisent principalement par des engorgements ganglionaires développés sur plusieurs points du corps, mais surtout aux régions cervicales et sous-maxillaires. L'engorgement et le gonflement de la lèvre supérieure et du nez sont, au premier coup-d'œil, caractéristiques de cette maladie.

Lorsque la scrofule est bien confirmée, l'organisme entier semble impressionné par cette maladie : les jeunes enfants paraissent arrêtés dans leur développement physique. Si certaines parties du corps se développent, c'est d'une manière tout à fait inaccoutumée, et ces développements exagérés font naître des maladies contre lesquelles il est quelquefois impossible de diriger un traitement local. Chez ces malheureux sujets, le sang d'abord est altéré, puisqu'il s'y trouve des masses de globules n'y existant pas à l'état naturel, les globules blancs, qui semblent avoir pris la place des globules rouges. Les os développés outre mesure, deviennent le siége de lésions qui finissent en général par une suppuration abondante et de mauvaise nature. Tous les solides de l'économie sont comme imprégnés d'une sécrétion particulière, séreuse; les muqueuses s'enflamment très facilement, et secrétent en abondance des sucs séreux. Le système lymphatique domine tous les actes morbides ou normaux de l'organisme.

L'étude de la scrofule serait rendue je crois plus facile, si on la divisait en deux formes : 1° une forme constitutionnelle dans laquelle on comprendrait ces accidents morbides vagues, ces légères et fréquentes indispositions qui tourmentent les sujets très lymphatiques : engorgements ganglionaires indolants ; affections catarrhales chroniques des yeux et du nez surtout; état de débilité musculaire; aspect chétif; éruptions pustuleuses et croûteuses; tendance à la suppuration des moindres plaies; écoulements muqueux, etc.

2° La forme à laquelle se rattachent les cas d'engorgement et de suppuration des ganglions lymphatiques, et l'inflammation chronique des tissus osseux et charnus avec suppuration et perte de substance; les coxalgies; les tumeurs blanches; le rachitisme, conséquence presque inévitable de la scrofule chez les enfants, et l'état général entraîné forcément par ces diverses lésions quand elles se propagent.

G. Astrié avait fait une forme spéciale de la scrofule

qu'il appelle cachectique. Je ne la crois pas utile, car les caractères qu'elle entraîne existent lorsque la forme précédente est pleinement confirmée. Je n'admets donc que les deux catégories que j'ai indiquées, et que, du reste, j'ai empruntées à l'auteur que je viens de citer.

Une manifestation particulière et terrible de la scrofule, est le *lupus*, dont j'ai parlé plus haut. Le lupus est une maladie débutant en général par des tubercules plus ou moins gros qui se développent, s'ulcèrent et détruisent par la continuation de leur développement des surfaces quelquefois fort étendues. Son siége spécial est à la face, au nez surtout; on le voit aussi débuter par les paupières ou la commissure des lèvres. L'extirpation des parties malades, dès le commencement, est le seul remède efficace. Les eaux sulfureuses, ne peuvent dans ce cas, que fortifier l'économie entière, mais elles n'arrêtent jamais la maladie.

La médication par les eaux sulfureuses exige plus ou moins de temps pour guérir les scrofuleux, suivant que la maladie est de date récente ou ancienne, suivant aussi sa violence. Lorsque la maladie est à son début, elle n'offre pas, à moins d'exceptions, des phénomènes très graves. Nous avons vu que ce sont surtout des congestions locales, des engorgements limités et indolents, des douleurs vagues dans les os, etc., etc., qui la constituent. Dans ces cas, les eaux sulfureuses, celles d'Ax surtout, ont une action sûre et rapide, et les malades voient leur tempérament changer assez vite, et de lymphatique qu'il était devenir lymphatico-sanguin, principalement chez les enfants. La médication thermale sulfureuse agit chez ces sujets sur l'ensemble de l'organisme surtout, les lésions locales n'étant pas encore graves. Les fonctions générales sont excitées, l'appareil sanguin reçoit une activité qu'il n'avait pas su prendre, la circulation capillaire ainsi augmentée ravive les tissus et les organes languissants. Le système lymphatique qui dominait l'organisme, cède pour ainsi dire la place au système sanguin.

La présence des sels sulfureux et des autres, ainsi que celle du calorique est fort utile dans le traitement de la maladie qui nous occupe. Si les sels sulfureux et les chlorures exercent une action réparatrice et vivifiante sur les globules du sang, et par suite sur l'économie tout entière, soit en excitant l'appareil digestif, augmentant l'appétit et facilitant la digestion, le calorique influe aussi beaucoup sur la guérison. Il congestionne et excite la peau qui chez les scrofuleux semble dépourvue de toute circulation, il y fait renaître la vie, il provoque des sueurs qui servent à épurer l'économie du surcroît de lymphe et de sérosité qui l'imbibait pour ainsi dire de tous côtés. De cette manière, les fonctions circulatoires générales se font avec une plus grande facilité, et les résorptions dans les glandes engorgées deviennent rapides. Ces effets plusieurs fois répétés, même à des années d'intervalle, principalement chez des enfants scrofuleux, peuvent les mettre à l'abri d'accidents, dont les traces seraient indélébiles..

Il ne faut pas négliger, avec l'usage des eaux sulfureuses, de suivre un régime tonique et fortifiant. Une nourriture très substantielle, des promenades un peu forcées, de l'exercice corporel varié, sont fort utiles pour aider les effets des eaux à être complets, et même pour consolider la guérison. Telle est la médication à employer aux eaux sulfureuses contre la scrofule commençante.

Lorsque la maladie est arrivée à la seconde période que j'ai décrite plus haut, les eaux sulfureuses ont à agir de plusieurs manières. La constitution générale doit être refaite comme dans le cas précédent ; mais il y a aussi des effets locaux bien importants à obtenir. Il existe alors des suppurations dans des glandes engorgées qu'il est nécessaire de tarir ; des plaies quelquefois très larges dont il faut obtenir la cicatrisation. En outre des sulfures et des chlorures que nous avons vu utiles dans les cas précédents, il est bien certain que l'alcalinité de l'eau sert d'une manière remarquable pour déterger et aviver la surface de ces plaies et de ces poches en suppuration. Il est à remarquer que dans ces cas les sources sulfureuses les plus alcalines agissent de la manière la plus efficace.

C'est surtout lorsque les engorgements et les ulcérations sulfureuses accompagnent l'état général, qu'il est utile de faire marcher ensemble le traitement par les eaux et l'emploi des anti-scorbutiques, des dépuratifs et des pommades iodurées pour aider la résolution des engorgements, en même temps qu'un traitement général tonique. Dans les cas anciens et graves, la guérison ne peut s'obtenir que par l'usage répété à plusieurs reprises de ces doubles moyens thérapeutiques.

Voici, d'après G. Astrié, la série de lésions scrofuleuses qui guérissent le plus souvent aux eaux sulfureuses; c'est de sa propre expérience et de celle de son père qu'il a usé pour arriver aux conclusions suivantes :

« Parmi les lésions de la scrofule confirmée, les affec-
« tions strumeuses de la peau et des muqueuses (tubercules,
« ulcérations, décollements, abcès, coriza, ozène, leu-
« corrhées, ulcères de la gorge, tuméfactions œdéma-
« teuses, etc.) sont celles qui cèdent le plus facilement et
« le plus promptement aux eaux. »

« Les tumeurs ganglionnaires finissent par se résoudre
« ou diminuer considérablement après plusieurs saisons,
« et quand elles sont récentes ou peu considérables, une
« seule suffit. Mais il arrive assez souvent qu'elles contien-
« nent des dépôts tuberculeux...; dans ce cas, l'engorge-

« ment du tissu cellulaire périadénique pourra diminuer; « mais il faut, pour que la matière tuberculeuse soit éli- « minée, que la tumeur entre en suppuration; après cela, « le traitement thermal amène rapidement la cicatrisation « et le retour des choses à l'état normal. »

« Les lésions strumeuses des os, du tissu cellulaire, du « périoste, des articulations, si communes dans les classes « pauvres sont puissamment modifiées et souvent guéries « par les eaux sulfureuses. »

« Les gonflements périostiques cèdent d'une manière « rapide à leur action; les sequestres sont éliminés plus « vite et le travail de séparation est singulièrement activé « par elles. »

« Les tumeurs blanches des petites articulations des « mains, des pieds, diminuent et se fondent, pourvu qu'il « n'y ait pas de dépôt tuberculeux, car alors les eaux « déterminent un travail d'élimination suppurative et plus « tard la guérison. »

« Celles des grandes jointures, lorsqu'elles sont indo- « lentes et chroniques, éprouvent les plus heureuses « modifications; les trajets fistuleux sont avivés, jettent « un pus mieux élaboré; les parties sont dégorgées, l'em- « pâtement s'efface, les mouvements reviennent, des « réseaux capillaires bien développés colorent la peau « revenue à l'état normal. »

Tels sont les détails donnés par G. Astrié, détails qui résultent des nombreuses observations toutes recueillies à Ax. En voici le résumé :

Sur 295 cas de disposition scrofuleuse et de défaut de développement il y a eu 38 insuccès et 257 guérisons, sur 707 cas d'adénites et d'ophtalmies scrofuleuses, 99 cas d'insuccès et 608 guérisons ; sur 765 cas de fistules, d'ulcères, de caries, d'abcès, d'engorgements strumeux, 137 insuccès et 628 guérisons ; sur 244 cas d'artrites, de périostites, de névroses, de mal de Pott, 68 insuccès et 176 guérisons ; sur 640 cas de tumeurs blanches, de luxations spontanées, d'artropathies, 166 insuccès et 474 guérisons, ce qui donne en tout : 2,832 malades traités, 542 non guéris et 2,310 guéris ou grandement améliorés.

Le rachitisme, lui-même, traité à Ax par G. Astrié et son père, a fourni plus d'une fois l'occasion de proclamer les bons effets de cette station sulfureuse, dans cette terrible maladie générale. En effet, sur 181 cas de rachitisme traités par les deux praticiens que j'ai déjà nommés, il y a eu 34 insuccès seulement et 156 cas de guérison ou d'amélioration.

Voici maintenant quelques observations que j'ai pour la plupart recueillies moi-même et dont quelques-unes ont été empruntées à G. Astrié.

Enfant rachitique; colonne vertébrale légèrement incurvée, jambes un peu infléchies. Guérison presque complète après la première saison de la médication par les eaux sulfureuses d'Ax et définitive à la seconde. (*G. Astrié.*)

Tumeur blanche de la main gauche datant de quatre mois; abcès circonvoisins ouverts, os dénudés, trajets fistuleux. Deux saisons passées à Ax, guérison par l'emploi des Bains fort et des douches. (*G. Astrié.*)

Deux cas de kératites chroniques doubles avec taies épaisses de la cornée. La vue fut recouvrée dans une saison de traitement à Ax; récidive dans un cas, guérison complète à la seconde saison. (*G. Astrié.*)

Engorgement glandulaire du cou, ulcère peu profond, datant de quatre mois. Deux mois aux eaux d'Ax guérissent cette jeune fille de quatorze ans, et trois mois après les règles paraissent. (*G. Astrié.*)

Mal de Pott chez une dame de trente-un ans. Très lymphatique pâle, amaigrie depuis un accouchement laborieux et une fausse couche; tumeur vertébrale lombaire, abcès par congestion à la partie supérieure et antérieure de la cuisse, qui s'est ouvert et a laissé un trajet fistuleux. Les cautères et les moxas ont été employés en vain. Bains et douches au Couloubret. La suppuration diminue; après deux mois de traitement elle marche assez bien, il ne sort plus qu'un peu de sérosité par le trajet fistuleux, qui se ferme un mois après son retour chez elle, et il ne lui reste qu'une légère déformation de la stature.

Un jeune enfant de quatre ans, de l'Ariége, d'un tempérament lymphatique et d'une constitution scrofuleuse, porte un ulcère scrofuleux de la jambe gauche, avec gonflement et nécrose du tibia; ses yeux sont tous deux atteints de kératite chronique, déjà quelques ulcérations recouvrent la cornée. En vain tous les traitements ont été essayés; la kératite persiste, la suppuration de la jambe continue toujours par un large trajet fistuleux, et amène de temps à autre quelques débris osseux. Une première saison à Ax améliore sensiblement la santé de cet enfant; la suppuration diminue un peu, et il peut faire quelques pas avec une béquille. Une saison nouvelle amène la sortie d'un séquestre, la suppuration tarit tout à fait, la double kératite disparait entièrement, et le jeune enfant peut actuellement jouer avec ses camarades, sans rien éprouver de fâcheux du côté de la jambe. (*L'Auteur.*)

Un enfant de quatorze ans, pâtre dans un village de l'Ariége, lymphatique et scrofuleux, supporta la pluie pendant toute une journée, et eut, à la suite de cela, une osteite du fémur droit, qui se termina par suppuration. Plusieurs abcès furent ouverts, et l'un d'eux seulement présenta un trajet fistuleux communiquant avec les parties osseuses en suppuration. Au bout de deux mois, l'articulation du genou se trouva gonflée, les tissus étaient pâteux, le membre inférieur légèrement retracté, et les mouvements de l'articulation tibio-femorale douloureux et difficiles. Aucun traitement ne put arrêter la suppuration; le gonflement du genou gagnait peu à peu; le malade était étiolé et épuisé. Il fut envoyé une première fois à Ax où il prit trente bains; il rentra chez lui mieux portant, coloré, ayant gagné de l'embonpoint, mais la cuisse était toujours en suppuration; il put cependant quitter les béquilles et marcher avec l'aide d'un simple bâton, qu'une seconde saison lui a permis de quitter aussi. Il marche en boitant cependant un peu, car la tuméfaction du genou, quoique bien diminuée, n'a pas cependant tout à fait disparu. Une troisième saison aux eaux sulfureuses le guérira à coup sûr complètement. (*L'Auteur.*)

Une jeune dame de vingt-cinq ans, d'un tempérament lymphatico-nerveux, et jouissant d'ailleurs d'une santé assez délicate, eut, en 1860, un accès vulvaire qu'il fallut ponctionner. Quelques jours après, suivirent une leucorrhée vaginale et un prurigo des parties sexuelles externes poussés au plus haut degré. Toute médication ayant échoué, la malade est allée prendre les bains d'Ax, et est rentrée parfaitement guérie au bout de quelques semaines.

Le nommé C....., âgé de sept ans, d'un tempérament lymphatique et d'une constitution scrofuleuse bien accentuée, reçut, au mois de novembre 1860, un coup de pierre dans la région temporale gauche. Au moment où le coup de pierre fut reçu, l'enfant perdit connaissance et tomba. Une légère hémorrhagie avait eu lieu par une plaie contuse peu étendue.

Quinze jours après seulement, cet enfant se plaignit d'une céphalalgie assez violente; il était assoupi, vomissait tout ce qu'il prenait. La figure était rouge, animée; les pupilles contractées; un mouvement fébrile très prononcé accompagnait ces phénomènes céphaliques. Une méningite était déclarée. Deux applications de sangsues furent faites en deux jours, le 26 et le 27 novembre, l'une à la tête, l'autre aux malléoles. En même temps, le calomel donné à la dose de 5 centigrammes toute la journée et toute la nuit chaque deux heures. Des évacuations abondantes eurent lieu, et un mieux s'accomplit le 28 novembre.

Les phénomènes congestifs se localisèrent autour de l'oreille gauche. Cette dernière était le siége de douleurs aiguës, déchirantes, qui ne laissèrent pas un moment de repos au jeune malade. Le conduit auditif externe se tuméfia ; l'apophyse mastoïde devint très douloureuse.

Le 2 décembre, une quantité assez considérable de pus sortit par le conduit auditif, et un amendement bien notable fut le résultat de la sortie de ce pus. Les fonctions digestives se faisaient très bien, mais cette otorrhée persista longtemps malgré l'application de plusieurs vésicatoires et de purgations répétées. L'enfant commençait cependant à sortir et à s'amuser avec ses camarades.

Dans les premiers jours de mai, le malade éprouva subitement une vive céphalalgie suivie presque immédiatement de paralysie des deux extrémités inférieures et de l'extrémité supérieure droite. Il y avait aussi perte de connaissance, le jeune malade ne répondait qu'avec peine à quelques questions. Les pupilles étaient très dilatées. Sous l'influence de plusieurs vésicatoires volants appliqués le long de la colonne vertébrale, de cinq cautères à la nuque, une amélioration survint dans cet état morbide grave. Le malade avait repris la connaissance; il voyait, mais il entendait avec peine. Il se tenait sur ses jambes, mais ne pouvait pas marcher. Ce fut dans cet état qu'il partit pour les eaux d'Ax.

Après quinze jours de séjour dans cette station sulfureuse, et par l'usage de bains et de douches convenablement dirigées par le docteur C. Alibert, médecin inspecteur, les phénomènes paralytiques se dissipèrent comme par enchantement. Trois semaines après, le jeune malade rentrait parfaitement guéri. Les phénomènes de paralysie et de congestion cérébrale avaient disparu, l'ouïe s'était bien rétablie, mais l'oreille donnait encore un peu d'écoulement. Depuis cette époque, aucun phénomène morbide ne s'est présenté. L'enfant grandit et son intelligence se développe.

CHAPITRE XX.

Maladies autres que les trois précédentes avantageusement traitées à Ax.

En dehors des maladies que je viens d'examiner, plusieurs autres sont avantageusement traitées aux eaux d'Ax. Ce sont les maladies qui, du reste, se trouvent toujours bien en général de la médication sulfureuse.

Les catarrhes bronchiques, lorsqu'ils sont tout à fait à l'état chronique, sont guéris ou améliorés par les eaux d'Ax. Sous l'influence de ces eaux l'expectoration est facilitée, elle est même augmentée pour servir, pour ainsi dire, d'exutoire aux bronches, qui après l'excitation légère qu'elles ont rèçue, finissent par reprendre leurs fonctions normales, à moins que la maladie ne soit fort ancienne. Dans ce cas, il faut plusieurs saisons pour la faire disparaître; quelquefois même les eaux sulfureuses restent sans action sur les malades. Les affections catarrhales des autres muqueuses sont aussi avantageusement modifiées par les eaux d'Ax.

La chlorose et l'anémie sont traitées avec succès à Ax. Le traitement de ces maladies dans cette station sulfureuse est d'autant plus facile qu'on peut joindre tous les jours la boisson de l'eau ferrugineuse à celle de l'eau sulfureuse. La source ferrugineuse se trouve à dix minutes de la ville, et offre aux baigneurs un but de promenade utile et agréable à la fois.

L'emploi de l'eau de la Petite sulfureuse à l'établissement du Breilh me paraît fort utile dans ces maladies, car les malades la digèrent très facilement. Il faut joindre à tous ces cas de chlorose, les cas de débilité, de convalescence, d'atonies et de frigidité génitale, qui guérissent parfaitement à Ax.

La syphilis, ainsi que les intoxications mercurielles et plombiques sont en quelque temps guéries par les eaux d'Ax, surtout si l'on accompagne le traitement de la première de l'usage des mercuriaux. Les sources n° 4 au Teich, Fontan au Breilh et du Rossignol supérieur sont très utiles dans ces cas de maladie. Je me suis étendu plus haut sur la théorie chimique du traitement de ces divers états morbides par les eaux sulfureuses; il est inutile que j'y revienne ici.

La tuberculose s'est trouvée quelquefois arrêtée par l'usage des eaux d'Ax; mais je crois qu'il en est de cela comme dans toutes les stations sulfureuses; quelques rares cas de loin en loin s'y trouvent enrayés, on ne sait trop pourquoi. Je doute, pour ma part, qu'un cas de phthisie bien confirmée puisse espérer quelque chose de l'usage de ces eaux. Je suis loin aussi de partager l'opinion de mon confrère, le docteur Lambron, quand il avance que les eaux de Luchon non-seulement guérissent la phthisie, mais encore la préviennent.

Les goutteux et les malades atteints d'affections calculeuses trouvent à Ax quelques sources qui peuvent leur être utile. L'eau bleue du Teich, ainsi que les autres sources dégénérées leur sont fortement recommandées. Cependant, pour une maladie comme celle-là, il vaut mieux aller frapper directement à la porte des établissements spéciaux. Jamais, dans aucune station sulfureuse, on ne retrouvera les avantages des eaux de Vichy, et de toutes les eaux bicarbonatées alcalines.

Les paralysies localisées et survenues à la suite du froid sont très avantageusement traitées par la médication thermo-sulfureuse. Ces cas de paralysie survenus à la suite du froid ont été assez souvent traités à Ax par divers médecins.

Voici quelques observations relatives aux maladies que je viens de citer, et qui ont été traitées à Ax avec fruit :

Une jeune fille de dix-neuf ans chloro-anémique, et ayant de temps à autres quelques accès de toux sans aucun symptôme de tuberculisation, fut envoyée à Ax pour y passer une quinzaine de jours. Après trente bains et trois ou quatre verres d'eau du Bain fort par jour, elle rentra chez elle très bien portante, ayant pris de l'embonpoint et de la coloration. Dans l'année il y eut récidive, et une seconde saison amena une guérison à peu près définitive, qu'un an plus tard le choléra vint troubler, mais qui fut obtenue de nouveau sous l'influence d'une troisième saison à Ax. (*L'Auteur*).

Une jeune fille de l'Ariége, agée de vingt-un ans, chlorotique, avec légère tendance à la scrofule, n'a vu sa santé s'améliorer et son tempérament se former qu'après deux saisons prolongées à Ax. (*L'Auteur*).

M. X...., de l'Aude, obligé de suspendre tout espèce de

travail intellectuel à cause d'une chloro-anémie des plus intenses et des plus rebelles, n'a pu reprendre ses occupations qu'après avoir suivi, pendant un mois à Ax, un traitement reconstituant et tonique en même temps que celui par les eaux sulfureuses. (*L'Auteur*).

Hypocondrie, avec état cachectique et eczéma à la jambe droite, mal guéri il y a quelques années par des topiques. A son arrivée à Ax, le malade éprouve des troubles digestifs avec des coliques, du ballonnement du ventre, des palpitations, il est maigre et sa peau est décolorée. Il ne peut travailler à rien, il est découragé. Au bout de vingt jours de traitement par les bains et la boisson, il est déjà changé; l'appétit, les forces lui sont revenus. Au bout de trente-cinq jours, il part enchanté de son bon état de santé et surtout de son appétit. (*G. Astrié*).

Une femme âgée de trente ans, prend la syphilis en donnant des soins à une autre femme qui en était atteinte. Elle porte à la gorge des ulcérations qui ont été cautérisées pendant un mois avec le nitrate d'argent, croyant qu'on avait affaire à une affection non syphilitique. La gêne de la respiration était très grande, il y avait fièvre et insomnie. L'eau de la Petite sulfureuse à Ax a amené très promptement la guérison; la malade buvait cette eau en même temps qu'elle prenait des préparations mercurielles. Quelques cautérisations avec le nitrate acide de mercure ont servi à hâter la cicatrisation de ces ulcérations ; après un mois et demi de traitement, la malade était en pleine voie de guérison. (*L'Auteur*).

Coliques néphrétiques et migraines chez un homme âgé de trente-deux ans, dont un frère a des attaques de goutte. Il est malade depuis trois ans ; ses urines sont briquetées, et des hémorrohoïdes se sont supprimées. C'est à partir de cette époque qu'il a commencé à souffrir des reins. On lui prescrit l'eau du bassin n° 4 au Teich, en bains et en boisson, des douches périnéales, de l'exercice. Amélioration graduelle ; congestion ano-rectale sans flux ; epistaxis, puis flux léger par l'anus. Il part après cinquante jours, dans l'état le plus satisfaisant. (*G. Astrié*).

M. X..... habitant l'Ariége, voit souvent dans ses urines de petits grains de sable et éprouve quelquefois de légères douleurs néphrétiques ; il ne s'est trouvé soulagé que par l'usage de l'eau bleue du Teich à Ax. Toutes les fois qu'il sent une nouvelle atteinte, il ne la fait disparaître que par quelques verres d'eau de cette source. (*L'Auteur*).

CHAPITRE XXI.

Distribution des sources dans chaque établissement, suivant les maladies.

Après avoir examiné les divers cas dans lesquels les eaux d'Ax sont salutaires, je vais essayer de donner un tableau indiquant les sources qui conviennent aux divers genres de maladies que nous avons passées en revue :

Affections dartreuses. — Toutes les eaux les plus alcalines d'Ax paraissent plus aptes que les autres à guérir ces affections. Ainsi, l'eau du Bain fort, celle de l'Étuve du Couloubret et les fontaines les plus chaudes d'Ax, en bains et en boisson.

Affections rhumatismales. — Le Bain fort, le Bain Filhol, le Bain Fontan et le Bain Viguerie sont les sources spéciales lorsqu'on peut supporter d'emblée les eaux chaudes et fortement sulfureuses. Dans les cas contraires, lorsqu'il faut débuter par des bains doux, on doit recourir aux bains doux du Couloubret, aux bains nos 3, 4 et 4 *bis* surtout. Ces bains conviennent de plus aux tempéraments nerveux et irritables qui supporteraient mal les bains forts.

Affections scrofuleuses. — Le Bain fort, le Bain Filhol, le Bain Fontan et le Bain Viguerie conviennent dans ces affections, surtout lorsqu'elles sont de date ancienne.

Débilités, chloro-anémie, dispepsies. — C'est, suivant moi, la source Petite sulfureuse, à l'établissement du Breilh, qui jouit, prise en boisson, des propriétés les plus efficaces dans ces maladies; parfaitement digérée par les estomacs languissants, elle produit d'excellents effets chez les jeunes personnes aux pâles couleurs. Les personnes atteintes de ces maladies peuvent prendre les bains moyens au début et puis arriver aux bains plus sulfureux.

Phthisie et affections catarrhales chroniques. — Les buvettes Saint-Roch, Jeanne et du Coustou paraissent produire d'excellents résultats dans ces affections; il faut les prendre avec précaution, car en grande quantité elles surchargent l'estomac et déterminent des congestions pulmonaires. La buvette Jeanne fait cependant exception à cette règle. Plus chaude et plus légère que les autres, elle semble ne pas avoir leurs inconvénients d'une manière aussi marquée.

Affections calculeuses. — Ce sont les eaux dégénérées surtout qui ont la supériorité sur toutes les autres. Ainsi, l'eau bleue du Teich a joui jusqu'ici d'une réputation méritée. Je crois, pour ma part, que l'eau du bassin nº 4, au Teich aussi, doit être encore préférée à l'eau bleue, soit pour être prise en boisson, soit pour être employée en bains. Cette eau est très alcaline en même temps qu'elle contient une forte proportion de sulfite et d'hyposulfite.

Syphilis, intoxication mercurielle et plombique. — Les deux sources précédentes me paraissent devoir être fort utiles dans ces maladies, vu les quantités considérables d'hyposulfite et de sulfite qu'elles contiennent, ces sels sont très utiles, comme nous l'avons déjà vu, pour l'élimination des composés métalliques introduits accidentellement ou comme médicaments dans l'organisme. Avec ces deux sources on peut encore en citer quelques autres comme le Rossignol supérieur, la source des Canons et la source Fontan, au Breilh.

Névropathies. — Ces affections devront être traitées avec prudence; il faudra user avec elles de l'eau de la Petite sulfureuse en boisson, et des bains les plus doux de chaque établissement. Si des bains un peu trop sulfureux et trop chauds sont essayés, on verra bientôt la maladie exaspérée et devenir plus intense.

Affections chirurgicales. — Agissant dans ces affections comme reconstituantes et comme dépuratives, les eaux d'Ax les plus sulfureuses et les plus énergiques devront être employées dans ces cas à moins que le tempérament et la constitution des malades ne s'y oppose énergiquement.

Affections utérines. — Ces maladies, dont je n'ai pas parlé dans le cours de mon ouvrage, se trouvent cependant améliorées et guéries par les eaux légèrement sulfureuses et peu élevées en température. Mais une source spéciale sera plus tard, je l'espère, utilisée sur une grande échelle pour le traitement de ces maladies. C'est la source Montmorency qui n'est nullement sulfureuse, dont la température peu élevée permet de prendre les bains aussi frais que possible et qui contient, comme les eaux d'Ussat, un principe mucilagineux abondant si recherché et si utile dans le traitement de ces maladies. Pour le moment, deux baignoires seulement sont alimentées par l'eau de cette source.

CHAPITRE XXII.

Eaux sulfureuses de Mérens.

Il existe à quelques kilomètres d'Ax, en remontant les vallées du côté de l'Espagne, d'abord à Mérens, et puis à 5 kilomètres de là, sur la route d'Espagne, près d'une station qu'on appelle la Barraque, des sources sulfureuses très intéressantes.

Celles de Mérens sont au nombre de trois, échelonnées les unes au-dessus des autres à quelques 3 ou 400 mètres du village de Mérens de dessus. La plus élevée de ces sources est la plus chaude et probablement la plus sulfureuse, elle appartient à un propriétaire de Mérens. Elle naît au milieu de détritus terreux et de roches brisées, et là elle se mêle à des filets d'eau froide, ce qui ne m'a pas permis d'en connaître la température exacte ainsi que la sulfuration. Voici, néanmoins, les résultats que j'ai obtenus sur cette source :

La température était de 30°,6 à une pression de 0,645 et sa sulfuration de 0gr,014414 par litre.

Les deux autres sources situées au-dessous de celle-ci appartiennent au docteur Sicre, d'Ax. Comme la précédente, elles naissent au milieu de détritus terreux ; l'une d'elles, la source que M. le docteur Sicre a désignée comme devant porter le nom de source Filhol, naît sous une énorme pegmatite qui forme un toit au-dessus de la source. Les habitants du pays ont creusé dans la terre une sorte de baignoire dans laquelle ils prennent de véritables bains de boue et de barégine. Les douleurs rhumatismales et les affections dartreuses sont très avantageusement traitées par l'eau de cette source.

J'avais fait l'analyse de cette eau, mais croyant avoir commis des erreurs dans l'appréciation de quelques éléments, je ne donne pas les résultats de ce travail. J'espère, avec le temps, pouvoir reprendre les études que j'ai déjà commencées sur ces eaux, et les terminer d'une manière complète.

La température de cette source est de 38°, et elle contient 0gr,008043 de sulfure de sodium par litre.

Les parois terreuses de la baignoire sont tapissées par une barégine particulière d'une belle couleur carminée. Cette barégine, examinée au microscope, m'a laissé voir dans les mailles de son tissu une grande quantité de monades roses, des anguilules et des phanoglènes.

La troisième source, qui est tout à côté de celle que je viens de décrire, porte le nom de source Abraham Sicre. Elle sert de buvette aux gens de la localité.

Sa température est de 36°,1, et son degré sulfhydrométrique de 0,0031. Elle est mélangée à des sources froides.

Les résultats que je viens de donner sont ceux obtenus pendant l'été. Voici ceux que j'ai eus en hiver :

SOURCE FILHOL :

Température, 40°,4 ; sulfuration, 0gr,009886.

SOURCE ABRAHAM SICRE :

Température, 36°,5 ; sulfuration, 0gr,004944.

Les résultats de l'hiver sont, comme on le voit, supérieurs à ceux de l'été, et ils concordent avec les résultats obtenus dans ces deux saisons sur les eaux d'Ax.

CHAPITRE XXIII.

Source sulfureuse froide Timbal ou de Saliens.

A quelques kilomètres de Mérens, sur la route de l'Hospitalet, comme je l'ai dit plus haut, existe une autre source sulfureuse, c'est la source Timbal ou de Saliens. Elle naît directement dans une pegmatite formant les flancs abruptes de la montagne le long de laquelle elle coule. Elle a creusé dans la roche un véritable canal de 1 mètre 50 centimètres de longueur environ ; la roche est complètement usée sur son passage.

Cette source est froide, et exhale une odeur très prononcée d'acide sulfhydrique. Elle a une grande réputation dans le pays pour guérir surtout les maladies syphilitiques. La seule manière dont on puisse en faire usage est la boisson. Prise en petite quantité, elle excite l'appétit et active les digestions. Si on la boit en trop grande abondance, elle détermine un flux diarrhéique assez violent, et occasionne des rapports de gaz sulfhydrique.

La position de cette source, par rapport à celles de Mérens, me laisserait croire facilement qu'elle provient du même naissant que celles-ci, et que, par un long trajet dans la montagne, elle a pu se refroidir.

Voici son analyse :

Sulfure de Sodium, sur 1 kilog	0gr,0123
Chlorure de Sodium	0,0199
Silicate de chaux	0,0120
Silicate de Soude	0,0448
Silicate de Magnésie	0,0006
Matière organique	0,0119
Acide phosphorique	Traces.
Alumine	
Fer	
Total	0,1015

A l'époque où je pris l'eau pour en faire l'analyse, sa température était de 12°,8, et sa sulfuration de 0gr,012360 par litre; c'était en hiver.

En été j'avais obtenu une température de 13°,7, et un degré sulfhydrométrique de 0gr,008652 par litre. Cette source avait donc gagné en sulfuration pendant l'hiver. Elle vient ajouter une preuve de plus à la justesse des recherches et des observations de M. le Professeur Filhol.

TABLE

TABLE

GÉNÉRALE DES MATIÈRES.

FIN

TOULOUSE, TYP. E. CONNAC ET DARBAS

Imprimeurs-Libraires

Rue des Balances, 43, et place du Capitole (2e Arcade).

www.ingramcontent.com/pod-product-compliance
Ingram Content Group UK Ltd.
Pitfield, Milton Keynes, MK11 3LW, UK
UKHW020104200726
13856UKWH00002B/378

9 782011 745606